UN ACCÈS DE FIÈVRE.

IMPRIMERIE DE MADAME VEUVE POUSSIN,

RUE ET HÔTEL MIGNON; 2; F. S.-G.

UN

ACCÈS DE FIÈVRE,

PAR

J. Bécard.

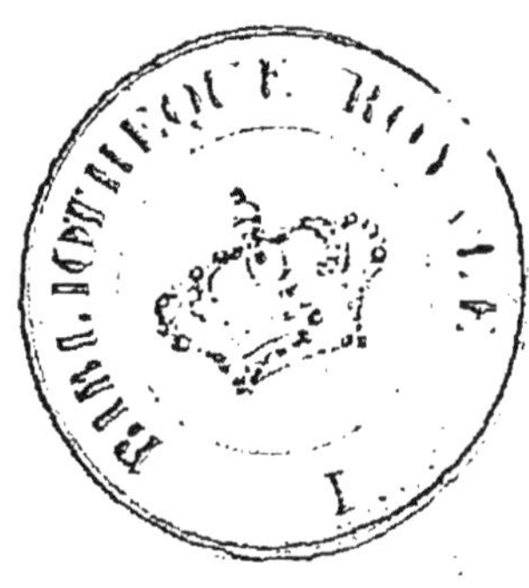

PARIS.

LIBRAIRIE D'EUGÈNE RENDUEL.

1834.

Un Accès de Fièvre.

I.

Geneviève.

A la porte d'une chaumière du Poitou passablement sale et enfumée, mais que l'on décorait pourtant du nom pompeux de *prieuré*, un groupe d'un ensemble assez pittoresque attirait un soir l'attention des villageois qui revenaient de leurs travaux.

Déjà l'heure était avancée, et le soleil avait tout-à-fait disparu derrière les gros arbres plantés à distances égales, dont la cime s'arrondissait en berceau. Sur un banc de pierre rustique étaient assis deux hommes à peine sortis de l'adolescence, dont la mise et la tournure différaient essentiellement : le premier, couvert d'une soutane d'étoffe commune, la tête ornée d'une large tonsure, semblait mettre dans ses discours un enthousiasme calculé qui eût pu laisser quelques doutes sur la sincérité de sa conviction intime. On voyait qu'il était surtout profondément occupé de l'effet qu'il produisait sur son auditeur. Celui-ci, vêtu d'un costume de campagne, simple, recherché et de bon goût, légèrement appuyé sur la haie de chèvrefeuille et de jasmin, qui s'élevaient derrière le siége en pierre, et dont les branches flexibles serpentaient au-dessus de sa tête, écoutait avec une distraction visible. Et si l'abbé Choleau avait eu l'habitude de regarder les gens en face, il se serait très bien aperçu que les yeux du jeune homme se fixaient d'une façon très significative, sur une femme assise un peu en arrière, dont toute l'attention paraissait absorbée dans le soin qu'elle apportait à faire mouvoir un rouet de forme grossière. Ce bruit assourdissant devait l'empêcher de recueillir une seule des paroles de l'abbé ; cependant, sur sa physionomie mobile et expressive, il eût été bien difficile de découvrir quelques traces de fatigue ou d'ennui. Vêtue comme toutes les Vendéennes, cette femme était jolie, malgré son ample jupon de drap bleu, dont les énormes plis retombaient lourdement autour d'elle. Elle avait un délicieux nez grec, des lèvres minces et rouges comme une cerise sauvage ; ses beaux cheveux relevés en chignon, séparés en bandeaux lisses et brillans, avaient tant d'éclat et de propreté qu'ils donnaient une sorte de grâce au toquet de linon qui reposait sur le sommet de sa tête ; sa chemise de toile blanche, soigneusement piquée et montant au cou, faisait ressortir une peau hâlée et brunie par le soleil. Enfin sa pièce de satin brodée en or, sa belle chaîne d'argent pendue à son côté, et qu'elle étalait avec orgueil, ses petits souliers pointus, ornés de boucles d'argent, taillées à facettes, tout cet ensemble en même temps élégant et grotesque, avait un charme original, dont un homme plus expérimenté que M. de Maussion, se serait défendu avec bien de la peine. Le regard de la jeune fille était rapide et tendre ; sa voix forte, mais richement nuancée d'accens qui allaient à l'âme. Son sourire était surtout merveilleux d'intelligence et de finesse ; enfin, au milieu de toute cette naïveté villageoise, on pouvait deviner un esprit prompt et sûr, de la tenacité, du dévouement et une fermeté de résolution qui eût honoré plus d'un homme du sol...

Des yeux bleus et languissans venaient de rencontrer pour la dixième fois peut-être les yeux noirs de la paysanne, et l'émotion que fit naître ce mystérieux langage fut si vive, si absorbante, que l'abbé attendit vainement la réponse à une question directe qu'il venait de faire : le rouet même s'était arrêté.

— Tu ferais bien de rentrer, Geneviève, dit l'homme à la tonsure ; l'air est humide ce soir.

— C'est vrai, mon frère, répondit la paysanne en se levant, M. Maurice n'y est pas habitué, et pourrait en souffrir.

— Et puis, reprit l'abbé, M. le comte de Maussion n'a que juste le temps de regagner le château : voilà l'heure du souper. Rentrez, je vais l'accompagner.

Geneviève emporta son rouet, mais reparut à l'instant même.

— J'ai aussi besoin d'exercice, dit-elle en présentant au distrait jeune homme le chapeau qu'il oubliait en la regardant, comme s'il avait mis de la coquetterie à montrer ses boucles blondes et soyeuses.

— C'est un caprice ridicule de vouloir courir les champs ce soir, dit l'abbé avec humeur. Vous me forcerez à revenir de suite, et je comptais présenter mes respects à madame la marquise.

— Calmez-vous, mon frère, dit Geneviève avec une légère ironie ; je ne suis point peureuse ; et si madame la marquise vous invite à souper, je n'aurai point de peine à retrouver mon chemin. Je suis allée plus d'une fois du prieuré à Bilmont dans la compagnie de mes pensées.... Et puis, sans s'occuper davantage de la colère de l'abbé, elle passa tout près de Maurice, qui lui dit d'une voix basse et rapide :

— A minuit, Geneviève !...

Elle fit un signe de consentement, et imprima à sa marche une allure plus vive.

— Vous vous pressez trop, Geneviève, dit le jeune homme.

— C'est que j'ai bien peur que madame la marquise ne vous gronde d'être resté si tard.

— J'ai mon excuse, répondit-il en montrant un charmant fusil qu'il soutenait de la main gauche.

— Oui, mais pas de gibier, dit-elle en riant.

— Madame la marquise, dit l'abbé, sait très bien qu'il vaut mieux exercer son intelligence en discutant les graves intérêts de la vie, que de courir après d'innocens animaux qu'il est si facile de se procurer pour de l'argent.

— Vous avez toujours raison, mon frère, répondit Geneviève avec un sourire moqueur.

L'abbé avait encore raison en annonçant que le souper serait servi. Maurice avait répété deux fois : *Adieu, Geneviève ;* et quand on annonça à madame la marquise de C... l'abbé Choleau et M. de Maussion, une exclamation d'impatience et d'humeur lui échappa tout haut. Cependant le premier ayant voulu se retirer après les complimens d'usage, elle se radoucit, et dit avec un ton de familiarité protectrice :

— Restez, l'abbé....

Ce souper ressembla exactement à tous ceux auxquels Maurice assistait depuis quatre mois ; comme d'habitude, il passa de la table à manger à celle de trictrac, fit une partie avec la marquise, puis se plaignant de fatigue et de sommeil, céda sa place au curé, éternel commensal du logis, se retira à neuf heures précises, prit un livre qu'il ne lut pas, et à minuit moins un quart, courait vêtu en paysan sur la route du prieuré.

Il y avait juste un an que les études de Maurice de Maussion étaient achevées ; et sa mère, enorgueillie de ses succès, s'était empressée de le présenter au membre le plus influent de la famille, madame la marquise de C..., qui avait réclamé une visite du jeune homme. La terre que possédait la marquise à deux lieues de Lusignan était une des plus belles du Poitou. Bilmont se trouvait situé au milieu d'un paysage enchanteur, riche des souvenirs du moyen âge ; car des fenêtres de son appartement, M. de Maussion apercevait les ruines du château habité jadis par la fameuse sorcière du Poitou, l'illustre Mélusine.

Les premiers jours de cette vie champêtre n'amusèrent pas beaucoup le jeune Maurice; la marquise voyait peu de monde; il y avait bien dans le voisinage plusieurs familles nobles, mais dont les opinions n'étaient pas parfaitement pures. Pour se distraire, M. de Maussion parcourait les environs, visitait le village, étudiait l'agriculture dans un pays où la routine des vieilles habitudes rend toute amélioration presque impossible. Il s'était fait populaire avec les paysans, parlait politique avec l'abbé, fils d'un fermier de la marquise, qu'elle avait poussé dans les ordres, et que ses camarades n'abordaient jamais qu'avec le tremblement du respect. La sœur de l'abbé Choleau avait seule la force de lui parler sans frémir, et s'était même enhardie, comme nous l'avons vu, jusqu'à venir s'asseoir à quelque distance de l'important personnage, lorsque M. de Maussion voulait bien honorer le prieuré de sa présence.

Geneviève était belle, et l'amour arriva vite dans cette intimité que les circonstances avaient créée. Geneviève n'essaya pas de fuir, elle ne parla ni de principes, ni de sagesse; elle aimait éperdument, et jouait sa vie avec une apparente insouciance qui donna à cette passion d'un jour un caractère tout particulier.

Bien des soirées s'étaient écoulées comme celle que nous avons racontée. Maurice avait lutté contre sa mère qui redemandait sa présence en parlant d'une indisposition assez grave dont elle semblait redouter les suites, Maurice, dans l'enivrement d'un premier amour, avait fermé l'oreille à cet appel de la tendresse : quitter Geneviève à cette époque était un sacrifice au-dessus de son courage. Deux mois s'écoulèrent encore sans qu'il pût sérieusement en concevoir la pensée. Il fallut une nouvelle lettre de madame de Maussion, l'avis secret de son médecin, qui parlait d'un danger réel, pour lui rappeler enfin que d'autres devoirs, d'autres liens le réclamaient aussi, et sa résolution fut prise après un combat de quelques heures. La première victoire de Geneviève l'avait rendue confiante et fière; elle imaginait l'emporter toujours dans le cœur de son amant; et quand elle l'entendit lui déclarer qu'il fallait la fuir, les sensations qui s'élevèrent dans son âme furent trop tumultueuses pour être décrites. L'orgueil et la douleur se la disputèrent tour à tour. Enfin, oubliant qu'elle avait fait la moitié des frais, elle se prétendit séduite et se prit en pitié. Elle s'apaisa cependant, car Maurice pleurait avec amertume, et dans ce moment sa sincérité ne pouvait être mise en doute. Quand, la veille de son départ, il la vit pénétrer au milieu de la nuit dans cette chambre, où s'étaient écoulées pour eux tant d'heures de ravissement et de délices, il courut vers elle, la pressa sur son cœur, et fut de bonne foi en lui promettant de revenir, de n'avoir jamais d'autre amour, de vivre pour elle, toujours pour elle....

— Ecoute, Maurice, dit-elle, jure-le sur l'honneur.

Il répéta son serment.

— Maurice, tu as dit sur l'honneur, reprit Geneviève d'un ton grave, ne l'oublie point ce serment, car si j'étais trahie, si, insoucieux de mon avenir, tu m'abandonnais sans remords, je ne serais point assez faible pour courber ma tête sous le poids d'un déshonneur que ton amour seul peut effacer par sa constance.... Je me vengerais.... A présent, Maurice, il y a entre nous la haine des démons ou l'amour des anges, te voilà libre de choisir;... moi, j'accepterai l'un ou l'autre, car je t'aime encore; mais je le sens, jamais je ne pourrais pardonner... Elle était debout devant le jeune homme, sa taille élevée, la singulière dignité de son maintien, la lui montraient sous un nouveau jour. Jusqu'ici il ne l'avait vue que voluptueuse et enthousiaste, ses yeux noirs brillaient alors d'une énergie presque virile; elle l'effraya... Maurice ferma les yeux pour ne plus l'apercevoir ainsi.

Geneviève l'observait, et son astucieuse finesse de femme lui fit comprendre qu'alors même que l'amour s'éteindrait dans son âme, elle le dominerait encore par la terreur.

Madame de Maussion n'avait point trompé son fils, il la trouva malade, retenue au lit, et profondément attristée de son absence. Les soins qu'il lui prodigua avec tendresse eurent un résultat assez prompt, et quand l'hiver commença, madame de Maussion était assez bien pour que Maurice fît son entrée dans le monde. Sa taille prit du développement, ses manières une délicatesse plus exquise; aussi devint-il en peu de temps, l'indispensable célébrité que chaque salon voulut posséder à son tour. Tout impregné encore de l'amour de Geneviève et des discours de l'abbé, Maurice garda long-temps la foi qu'il avait promise à l'un et à l'autre, car tous deux avaient été ses maîtres.... Un soir, des doctrines hardies furent débitées devant lui par un homme habitué à la déférence, Maurice le supporta d'abord par politesse, puis l'indignation s'emparant de son âme, il répondit avec des maximes usées à des idées jeunes et chaleureuses. Battu avec mesures par son généreux adversaire, il s'oublia, et en vint à quelques personnalités désobligeantes, dont un duel fut le résultat naturel. La gloire de Maurice fut complète; l'abbé qui l'apprit par la marquise, se sentit grandir d'un pouce. Et celle-ci, dans l'exaltation de sa joie, ne parlait pas moins que de faire son testament en faveur d'un neveu qui répandait un tel éclat sur la famille. Pour la calmer, le digne curé eut besoin d'avoir recours à son éloquence; il lui montra clairement que ces dispositions pourraient être prises quand on serait sûr de voir M. le comte de Maussion marcher d'un pas assuré dans la voie du Seigneur. Geneviève, solitaire, livrée à tout l'enthousiasme de son admiration, écrivit à Maurice une longue lettre qu'il reçut deux jours avant d'entreprendre un voyage en Italie, que la santé de madame de Maussion rendait indispensable.

Là, obligé de voir du monde pour distraire la malade, le frottement d'une société cosmopolite, où toutes les opinions excitaient une sympathie, où toutes les doctrines trouvaient des défenseurs, fit perdre insensiblement à Maurice cette âcreté de principes, cette rudesse de conviction, cette fanatique intolérance qu'il avait rapportée de la terre classique du despotisme. A cette époque, tout marchait en Italie vers une régénération que mille voix appelaient, et Maurice, à qui madame de Maussion ne parlait jamais politique, ne rencontra d'appui pour soutenir ses vieilles idées que dans son orgueil de caste et dans son entêtement d'homme sans expérience.

Bientôt la santé de madame de Maussion déclina visiblement, et Maurice, persuadé que son séjour en Italie ne produisait aucun changement favorable, l'avait déterminée à en partir, quand une crise violente l'emporta en très peu d'heures. Maurice, maître de lui et de sa fortune, fatigué d'une vie qui, dès son début, lui paraissait si pleine d'amertume, parcourut sans but et sans profit, un pays qu'avec d'autres dispositions, il eût peut-être trouvé assez délicieux pour y essayer quelques liaisons; car son amour pour Geneviève ne tenait guère plus de place dans son cœur que le souvenir de ses peines de collége : aussi son étonnement fut extrême lorsqu'un matin on lui remit, à Milan, un billet dans lequel il trouva ces lignes :

« Cette fois, Maurice, tes liens sont rompus,
« tu es à moi, je te réclame comme un bien
« qui m'appartient. Accours, je t'attends. »

L'impression que ressentit Maurice, le sortit de l'apathie dans laquelle il était plongé. Il comprit tout le danger de jouer plus long-temps avec cette femme bizarre ; il devinait à moitié sa dangereuse exaltation, et se décida à la détruire à l'instant même en écrivant avec froideur et fermeté. Cette lettre lui coûta plus qu'il ne l'avait pensé d'abord : deux heures de retour vers le passé lui avaient rendu une partie de sa tendresse. Maurice se trouvait dans la position d'un homme qui, pour amuser un enfant, se fait doux et timide, consent à se laisser gronder et mettre en pénitence, puis s'inquiète en voyant grandir son maître, et se voit obligé de recourir à la dureté pour anéantir la force que sa faiblesse avait créée.

Deux mois après, Maurice, revenu à Paris, établi dans son hôtel, reçut un autre billet qui contenait ces seuls mots :

« Maurice, le pacte est rompu ; entre nous à présent, la haine et la vengeance.. »

—Ridicules menaces!... s'écria-t-il tout haut. Il reprit le papier, le froissa avec impatience, voulut sourire ; mais en levant la tête, la glace placée devant lui réfléchit son image, il se vit pâle...

Pendant les deux années que Maurice passa

tout entières à Paris, il eut plusieurs liaisons brillantes, parut partout, vit beaucoup de monde, et, malgré sa grande fortune, contracta quelques dettes. Un matin, qu'il était d'assez mauvaise humeur, en songeant à d'énormes dépenses qu'il avait cru nécessaires, et qu'il lui était impossible de couvrir, on lui apporta une lettre cachetée de cire noire, et dont l'écriture lui était inconnue; il l'ouvrit avec émotion, elle était de l'abbé Choleau qui lui apprenait la mort de la marquise de C.... Sans doute elle avait oublié d'ajouter le codicille, car Bilmont passait dans les mains d'une cousine que Maurice n'avait jamais vue. Il éprouva une sorte de soulagement en réfléchissant qu'entre Geneviève et lui, toutes relations devenaient impossibles; il était bien décidé à ne jamais retourner en Poitou. Mais le mois d'avril s'avançait, et en regardant les rayons qui scintillaient à travers les stores de moiré bleu de sa chambre à coucher, il pensa que rien n'était plus ennuyeux que cette vie enfermée, sédentaire, et qu'un séjour à la campagne lui serait fort agréable. Plusieurs de ses amis l'avaient bien engagé à venir les visiter dans leurs terres; mais n'être pas chez soi, lui semblait une chose fort gênante. Cependant il ne se sentait pas le courage de se séquestrer seul dans une propriété à lui; et la difficulté de concilier ces inconvéniens avec ses goûts, l'absorbait encore le lendemain. Lorsqu'il parcourait à cheval la grande allée du bois de Boulogne, tout à coup une voix bien connue retentit à côté de lui.

— Bonjour, mon cher comte!

Il s'arrêta, tourna la tête, et ce fut avec l'accent du plaisir qu'il s'écria : — Vous, ici, Morin! Mon Dieu, que je suis heureux de vous revoir!...

Tous deux avaient mis pied à terre, et se pressaient les mains avec une cordiale affection.

— Depuis combien de temps avez-vous donc quitté l'Italie? demanda Maurice.

— Mais il y a deux mois j'étais encore à Naples.

— Et vous vous occupez toujours d'architecture?

— Beaucoup, cependant pas exclusivement.

— Seriez-vous donc amoureux?

— Non pas, mais j'ai la rage des études médicales ; et, comme je suis depuis quelques semaines assez riche pour satisfaire mes fantaisies, j'espère que celle-ci passera : il n'y a que les goûts contrariés qui deviennent des passions.

— Puisque vous êtes indépendant, mon cher Morin, voilà qu'il me passe dans l'esprit une délicieuse idée. Je possède dans la Tourraine un château jadis magnifique, mais qui tombe en ruines. Ma tante m'a laissé un héritage moins considérable que celui que je devais naturellement espérer ; mais j'ai cependant depuis hier quelques fonds disponibles. Venez avec moi à La Chaise, nous bâtirons ; ce projet vous sourit-il ?

— Parfaitement. Et quand partons-nous ?

— Dès demain ; et aujourd'hui vous dînez avec moi,... n'est-ce pas ?

— J'accepte.

II.

Un Noble en 1830.

La Chaise, comme l'avait annoncé Maurice, était un de ces magnifiques châteaux qui tombent de vétusté, et menacent d'une destruction complète, parce que leurs nobles propriétaires, manquent presque toujours, et surtout à présent, d'une fortune assez considérable pour soutenir et faire soigner convenablement ces demeures presque royales. La

Chaise, placée à pic sur un des gracieux côteaux qui entourent la Loire d'une ceinture de rochers et de mousse verdoyante, domine toute la contrée qui s'étend depuis Amboise jusqu'à Blois. Ses tours noircies, ses toits en aiguille, lui donnent de loin un peu de ressemblance avec quelques-unes des églises de Flandre que nous ont laissées les Espagnols.

Pendant deux semaines à peu près, M. de Maussion fut le plus heureux des hommes. Levé avant le jour, il allait avec l'architecte inspecter les travaux, surveiller les plantations nouvelles; cette vie calme, et pourtant occupée, lui sembla délicieuse tant qu'elle ne l'ennuya pas. Le sage emploi de ses heures lui inspirait pour lui-même une sorte de respect, et le rôle d'administrateur lui parut bientôt le seul digne d'un homme raisonnable.

Un jour, une discussion assez vive s'était élevée entre M. de Maussion et son intendant. Celui-ci debout, un rouleau de papier à la main, avait déjà fait deux pas en arrière pour se retirer, Maurice l'arrêta.

—Croyez, mon cher monsieur Laroche, que

je vous sais gré de votre zèle; mais, après tout, je ne puis imaginer que j'aie été trompé à ce point.

Il s'agissait d'une forêt qui agrandissait prodigieusement le beau domaine de La Chaise, et qui s'était trouvée à vendre. Maurice, à qui cette acquisition convenait beaucoup, s'était rendu sur les lieux, l'avait parcourue au galop, puis avait dit :

— Cette forêt est de quinze cents arpens, m'avez-vous assuré?... Bien, j'achète, vous pouvez passer chez mon notaire.

Et l'agent du gouvernement, très enchanté de son acquéreur, s'était empressé de faire dresser l'acte.

Mais M. Laroche, homme prudent et méthodique, avait voulu vérifier, et une grave erreur s'était découverte. M. de Maussion, qui ne voulait passer ni pour un étourdi, ni pour un sot, soutenait avec beaucoup d'aplomb que les choses étaient exactement comme il les avait vues.

— Enfin, si M. le comte le permettait, répéta pour la centième fois l'intendant, il serait très facile de faire constater la fraude.

— Je vous déclare que je n'y crois pas, répliqua Maurice avec humeur.

Dans ce moment, un jeune homme de vingt-cinq à vingt-huit ans pénétra dans le cabinet de M. de Maussion, vint droit à son fauteuil, s'appuya sur le dossier, et demanda en riant de quoi il était question.

L'homme d'affaires prit la parole, et entra au grand regret de Maurice dans les plus minutieux détails.

— Dieu! s'écria le jeune homme, quelle excellente occasion de mettre à l'épreuve les talens de ma nouvelle connaissance. Ce bon M. Delaury qui voudrait que l'univers fût une vaste plaine pour la cadastrer à son aise. Désirez-vous que je lui en parle?

— Volontiers, mon cher; vous me rendrez service. Puis se tournant vers M. Laroche, il ajouta: — Je m'en rapporterai entièrement à ce que décidera la personne dont parle M. Morin.

— Monsieur voudra bien me communiquer ses ordres, répondit-il, évidemment mortifié.

— Oui, je vous ferai prévenir.

M. Laroche s'inclina fort bas, et sortit.

— Je suis sûr, dit Morin, que voilà un homme qui regrette de toute son âme d'être né cent ans trop tard.

— Pourquoi cela ?

— Parce que de tous les préjugés engloutis dans le passé, celui dont il reste le moins de vestiges est la sotte vanité qui faisait fermer les yeux d'un noble propriétaire, quand son intendant le voulait.

— Vous avez raison, dit Maurice en rangeant avec un peu d'affectation des papiers et des parchemins qu'il déposa dans des casiers fort élégans. A présent, on ne rougit plus de mettre soi-même de l'ordre dans ses affaires.

— Oui, toutes les réformes qui vous ont été favorables ont trouvé très peu d'opposition.

— Maintenant, Morin, dites-moi d'où vous connaissez ce M. Delaury ? Je vous avoue qu'hier, j'ai à peine entendu ce que vous m'avez raconté de votre rencontre.

— Je le crois bien, vous dormiez à moitié. Vous saurez donc que j'étais sorti avec la ferme intention de travailler ; car je rougis un peu, lorsque je songe à la lenteur de ces maudits ouvriers. J'avais emporté mes crayons, et j'achevais le dessin du pavillon de gauche, dont j'étais très peu satisfait. De sorte qu'il m'échappait de temps en temps des exclamations fort peu édifiantes pour des auditeurs scrupuleux. Mais j'étais si convaincu de n'être entouré que de cinq ou six chèvres qui venaient brouter la serpolet jusque sous mes pieds que, tout-à-fait impatienté, je jetai l'album et les crayons à cent pas de moi.... Alors un bruyant éclat de rire partit derrière mon dos; je me retournai tout-à-fait en colère, et me calmai comme par enchantement, en me trouvant face à face avec la meilleure, la plus bienveillante physionomie que j'aie jamais vue jusqu'ici.

— Monsieur, me dit doucement mon indiscret rieur, vous êtes un enfant de briser ainsi votre ouvrage, et je vois bien peu de chose à changer pour que ce dessin soit un chef-d'œuvre.

Je ramassai l'album un peu honteux de ma brusquerie; et la conversation s'étant engagée, je fus bientôt aussi parfaitement à mon aise avec M. Delaury, que si je l'avais connu depuis dix ans. M. Delaury sait beaucoup de choses, il m'a parlé cadastre, agriculture; et, comme je n'entends rien à tout cela, je l'ai trouvé prodigieux, cela devait être. Le fait est qu'il est impossible de montrer un meilleur caractère. M. Delaury a la tête énorme, des cheveux rares, la moustache grisonnante, mais des yeux spirituels, les plus belles dents du monde, un sourire plein d'intelligence, un front vaste....

— Vraiment, s'écria Maurice en arrêtant l'architecte que son imagination entraînait, et qui allait faire un portrait de fantaisie, ce dernier trait est par trop fort; ne venez-vous pas d'avouer que M. Delaury est chauve?

— Allons, vous avez tout-à-fait refroidi ma verve.

— C'est dommage, mon cher Morin, car si vous aviez continué sur ce ton, vous alliez transformer M. Delaury en Apollon ou en Antinoüs.

— Non, je sais très bien que ces messieurs de l'antiquité avaient les jambes moins courtes, la taille plus dégagée; mais aussi je pense que ce n'est pas de cinquante à cinquante-cinq ans qu'on s'est avisé de les faire servir de modèles ; et puis on peut être le meilleur homme du monde, un convive excellent, sans avoir des formes grecques ou romaines, et j'ai rarement fait un dîner plus agréable que celui d'hier.

— Comment! vous avez dîné chez M. Delaury?

— Non, pas chez lui, mais avec lui.

— Où donc?...

— Au *Soldat laboureur*, sur la route d'Amboise.

M. de Maussion se mit à rire.

— Oh! alors, dit-il, je suis sûr que M. Delaury a été militaire.

— Vous ne vous trompez pas, il a servi vingt-cinq ans dans les carabiniers, et je ne sais pas pourquoi je ne l'appelle pas par son titre, il faut que j'en prenne l'habitude.

— Y a-t-il long-temps qu'il est retiré du service?

— Non ; depuis deux ans seulement il est en disponibilité ; la santé de sa femme ne lui permettait plus de voyager.

— Comment! il est marié?

— Hélas! oui, il paraît que le commandant

a épousé une espèce d'impotente, une pauvre femme, toujours malade, à moitié paralytique, et qui l'ennuie prodigieusement. Son souvenir vient se mêler à tout, ôte de la saveur à son champagne, empoisonne de remords toutes ses joies. Il se reproche de la quitter, et peut se résigner à lui tenir compagnie.

— C'est un singulier personnage !

— Dites un voisin fort précieux ; et je vous engage à vous en rapprocher.

— Vous savez, mon cher Morin, répondit Maurice avec un peu de hauteur, que j'ai un sentiment de répulsion très prononcé pour les gens qui semblent se jeter à ma tête.

— Je suis un maladroit et un sot ! répliqua l'architecte avec vivacité ; et si vous avez conclu de tout ceci que le commandant manquait de tact et d'esprit, vous vous abusez étrangement : M. Delaury est simple, bon, et l'extrême facilité de son commerce tient à la franchise, à la loyauté de son caractère. Soyez sûr que s'il était blessé dans son honneur, il aurait autant et plus de fermeté pour repousser l'injure, que ces gens qui parlent sans cesse du respect qu'ils se doivent à eux-mêmes, dont les manières sont raides et compassées... Croyez-le, monsieur de Maussion, la rondeur n'exclut pas la vraie noblesse.

— Soyez convaincu, mon cher ami, que je n'ai de parti pris sur rien, et que je suis tout disposé à rendre justice aux qualités de M. Delaury. Dites-moi, pensez-vous qu'il consente à m'aider de ses conseils dans l'affaire de la forêt ?

— Je ne doute pas que votre confiance ne chatouille très agréablement son amour-propre. Cet homme qui trouve tout naturel d'être brave, qui s'étonnerait qu'on le louât d'avoir en tactique militaire des connaissances très approfondies, est, je crois, très fier d'un talent que, peut-être, il ne possède pas. Nous sommes ainsi faits.

— C'est pour cela, mon cher Morin, que vous demander si on a la fièvre, est le plus sûr moyen de vous faire la cour.

L'ironie s'appliquait juste, l'architecte se sentit rougir.

— Je vous laisse, reprit M. de Maussion en bâillant, et vais monter à cheval pour me distraire.

— Et moi, faire une visite à madame Delaury.

— Alors, il est présumable que nous nous ennuierons tous deux.

— Peut-être, dit l'architecte. Il y a des vieilles femmes fort aimables, même quand elles sont malades.

En effet, quand, à l'heure du dîner, Maurice demanda à M. Morin comment s'était passée la matinée, celui-ci répondit gaiement :

— Pas trop mal, en vérité; M. Delaury a très bien accueilli votre invitation ; il viendra ce soir. Comme hier, nous avons causé cadastre, agriculture, voire même administration régimentaire; M. Delaury est vraiment très instruit.

— Et la toux de madame ne vous a pas trop cassé la tête?

— Elle n'a pas même voulu me recevoir.

— Quelle sauvagerie ! Au reste, mon cher, consolez-vous ; peut-être a-t-elle craint que son cœur de quarante ans ne se laissât subjuguer.

—Le mien est presque resté dans cette visite.

— Comment cela ?

— Le commandant n'était pas chez lui, quand je suis arrivé au Lac, c'est le nom de sa propriété ; en traversant un vestibule qui ne manquerait pas d'élégance, si la voûte ne tombait comme une masse de plomb, j'ai rencontré une jolie femme de chambre à qui j'ai demandé si sa maîtresse pouvait me recevoir.

— J'en doute, monsieur, m'a-t-elle répondu. Madame était fort souffrante ce matin ; mais si monsieur veut attendre, je vais aller m'en informer.

— Et la folle s'est mise à courir, tout exprès pour me laisser voir une jambe charmante. Puis, elle a reparu après quelques minutes, m'apportant des excuses de madame Delaury, trop indisposée pour me recevoir. Le fait est que j'ai cru entendre de loin une véritable toux d'asthmatique.

— Et vous vous êtes sauvé bravement?

— Non, j'ai causé avec la femme de chambre qui a de l'esprit comme un démon.

— Et si sa maîtresse avait eu vingt ans et de beaux yeux, vous n'auriez pas manqué de l'interroger sur elle, tout en lui faisant votre cour pour son compte ; c'est la règle.

— Eh bien ! j'ai été assez poli pour l'entretenir d'elle seule, et la conversation devenait très intéressante, quand mademoiselle Louise s'est écriée : voilà monsieur !

Le commandant est entré, m'a souhaité le bonjour avec sa bonhomie ordinaire, et lorsque je lui ai exprimé mes regrets de n'avoir pas vu madame Delaury, il m'a semblé qu'un nuage glissait sur son front.

— L'avez-vous bien priée, Louise? a-t-il demandé à la femme de chambre.

— Oui, monsieur; mais madame n'a pas voulu passer une robe, ni quitter le lit de repos où elle était étendue.

— La volonté d'une femme n'est pas chose facile à dominer, m'a dit le bon commandant; nous tâcherons de nous consoler de cet échec, en visitant mon parc qui est vraiment délicieux.

— Et en mangeant les plus belles fraises de la Tourraine, a ajouté mademoiselle Louise, qui déposait sur une table de marbre une magnifique corbeille.

— Savez-vous, mon ami, s'écria Maurice,

qu'il est des gens qui mènent une vie bien odieusement insipide?

— C'est vrai, dit l'architecte en se levant; mais, après tout, peut-être leur semble-t-elle plus supportable que vous ne l'imaginez. Je suis sûr que M. Delaury ne se trouve pas malheureux, à sa femme près; encore mademoiselle Louise peut-elle éclaircir beaucoup ce point noir de sa destinée.

— Calomniateur!

— Taisons-nous, j'aperçois le commandant lui-même.

En effet, M. Delaury venait de s'arrêter à la porte du vestibule, et descendait de cheval avec une certaine grâce routinière. M. de Maussion fit quelques pas vers lui, et il s'avança avec une simplicité de formes qui n'était pas dépouillée d'une sorte de distinction.

Après les premiers complimens, on parla d'affaires. M. Delaury offrit de grand cœur ses services qui furent acceptés de même; il fut décidé que quelques personnes de Tours, dont l'expérience lui était connue, l'aideraient à vérifier le point difficile.

Presque toujours la causerie entre hommes est agréable, parce qu'ayant des connaisances plus solides, et infiniment moins d'amour-propre que la généralité des femmes, il n'y a guère dans leur conversation de ces pointilleries, de ces personnalités fatigantes que les *amies* ne s'épargnent jamais, et qui finissent par altérer les meilleurs rapports, et gâter toutes les relations intimes.

M. Delaury parla campagne, stratégie, avec clarté et élégance. L'architecte jeta ses idées enthousiastes, heurtées, mais toujours poétiques et originales. M. de Maussion, supérieur à tous deux par la délicatesse de son esprit, la finesse de ses perceptions, et ses habitudes d'un monde choisi, trouva pourtant un extrême plaisir à les entendre; et onze heures sonnaient à toutes les pendules du château, quand M. Delaury remonta gaiement sur sa belle jument normande, emportant l'affection de ses nouveaux amis, et une invitation pour déjeuner le lendemain.

—Diable! se disait le commandant, voilà que j'ai accepté ce déjeuner avec assez d'étourderie; et ma femme va dire encore que je me jette à la tête du premier venu. Ses réflexions à ce sujet sont fausses, véritable logique de femmes; mais après tout, ses mercuriales me paraissent désagréables; pour ne pas les écouter, je partirai sans rien dire, et Louise l'avertira que je rentrerai à deux heures précises.

Très content du plan de campagne qu'il venait de dresser pour le lendemain, M. Delaury s'endormit en paix, rêvant, pour la centième fois, qu'il parlait à l'empereur.

III.

Un Déjeuner d'Hommes.

— Comment trouvez-vous ce xérès, commandant ?

— J'en ai bu d'aussi bon en 1809, mais jamais depuis ; et, à cette époque, l'eau manquait si souvent, que son parfum avait beaucoup perdu de son prix pour nos lèvres desséchées par cet odieux soleil d'Espagne.

Le commandant aimait le xérès, mais le

champagne était son favori, et il en but raisonnablement à ce déjeuner, où tous les mets préparés par un des plus habiles cuisiniers de la capitale, avaient une saveur à laquelle son palais provincial n'était plus habitué.

On allait se lever de table, lorsqu'un domestique remit à M. de Maussion une lettre qu'un coureur venait d'apporter. Maurice reconnut l'écriture et ses yeux pétillèrent de joie.

— Vivat! s'écria-t-il, Anatole de Roquevaire, un de mes amis d'Italie, le meilleur enfant du monde, se trouve aujourd'hui mon voisin de campagne; nous ne nous sommes pas vus depuis deux ans, et se rencontrer ainsi est presque miraculeux! Anatole m'attend à dîner; messieurs, je vous emmène tous deux.

— Pour moi, c'est impossible, répondit le commandant avec une expression de regrets.

— Pas d'excuses, mon cher commandant, ou je vous enlève de force.

— Mon cher monsieur de Maussion, je connais ma femme; j'ai annoncé que je serais de retour pour deux heures; si elle ne me voyait pas arriver, elle en aurait une inquiétude mortelle.

— On peut la faire prévenir.

Maurice pensait à la jeune femme de chambre, et allait charger l'architecte de ce soin, lorsqu'une autre idée, une délicatesse qui naît dans les cœurs heureux, et Maurice l'était réellement d'avoir retrouvé un ami, vint traverser son esprit; il s'y arrêta à l'instant même, quand M. Delaury lui dit que, pour aller aux Briotières, il fallait passer devant un chemin de traverse qui conduisait au Lac, et que, de là, il serait très facile de détacher le domestique qui les suivrait. Maurice approuva d'un signe; les chevaux furent amenés, et partirent au galop.

Après un quart d'heure de marche, le commandant fit arrêter, puis montra le sentier que devait suivre le domestique.

— Mon cher commandant, dit Maurice, je vais aller moi-même rassurer madame Delaury; et si elle est assez bonne pour me recevoir, je me charge de vous excuser, en rejetant toute la faute sur mon compte; dussé-je dire que je vous emmène sous escorte.

M. Delaury regarda Maurice : un sourire

d'attendrissement et presque de pitié agita sa moustache.

— Eh bien ! dit-il, je vais conduire M. Morin dans un endroit qu'il connaît déjà ; et, comme j'ai dans ma poche d'excellens cigarres de La Havanne, nous fumerons en vous attendant.

— Bon ! je reviens dans quelques minutes.

— Allons, pensa l'architecte, il veut connaître la cameriste.

M. Morin devinait mal : un amour de cette espèce eût fort peu tenté Maurice. Mais il venait de songer à l'existence solitaire de cette pauvre femme malade, et il s'était dit qu'une politesse était justice due, puisqu'on lui enlevait son mari.

Moins heureux que M. Morin, Maurice traversa le vestibule, une salle à manger, sans rencontrer personne à qui s'adresser. Il allait retourner sur ses pas, assez embarrassé de son introduction, quand une porte s'ouvrit, et mademoiselle Louise parut enfin.

— Madame Delaury est-elle chez elle?

— Oui, monsieur, et je pense qu'elle vous

recevra, car je viens de l'habiller ; elle compte faire une promenade dans la soirée.

Elle entra, puis elle revint, et annonça M. le comte de Maussion, sans qu'il lui fût besoin de décliner son nom.

Maurice fit quelques pas en avant, puis s'arrêta muet de surprise devant une femme de vingt ans à peu près qui, pour la saluer, venait de quitter le métier à tapisserie devant lequel elle était assise.

— Pardon, madame, il y a bien certainement une erreur, je vous prie de m'excuser.

Un fin sourrire erra sur les lèvres de la jeune femme.

— Vous êtes bien chez madame Delaury, monsieur. Et elle indiquait un fauteuil que Louise venait d'avancer.

Maurice s'assit en silence, plus abasourdi que si un phénomène étrange s'était offert à ses regards.

Madame Delaury s'était replacée sur sa bergère ; elle avait remis avec une parfaite aisance ses petits pieds sur la barre du métier ; elle brodait des coussins de velours noir, et sa main droite qui tenait une aiguille enfilée, se balançait sur l'étoffe avec une gracieuse coquetterie.

Elle pensait, sans doute, que, puisque M. de Maussion avait voulu la voir, il devait avoir quelque chose à lui dire, car elle ne prononçait pas un mot.

Maurice la comprit, et retrouvant enfin la faculté de s'exprimer, il lui dit :

— Je vais vous paraître bien coupable, madame ; j'emmène M. Delaury pour toute la journée.

— Je suis si habituée à passer les miennes seule, répondit-elle, que, dès que je ne suis plus inquiète sur son compte, l'absence de M. Delaury n'est plus pour moi qu'une douleur très supportable ; ses goûts de camaraderies ne m'ont jamais été sacrifiés ; et si j'en avais voulu à tous ceux qui l'entraînaient loin de moi, mon cœur eût été plein de haine.

Maurice pensa avec justesse que cet effort de générosité semblait avoir bien peu coûté à la jeune femme.

— Cependant, reprit madame Delaury, j'avoue qu'aujourd'hui mon indulgence est presque de l'héroïsme ; car, me trouvant assez bien pour essayer de la promenade, j'avais compté sur son bras. Il faudra se résigner à ne pas sortir, car je suis encore trop faible pour me hasarder seule, ou avec l'appui de ma femme de chambre.

Cette voix plaintive et douce, comme le son vaporeux de la harpe du nord, fit tressaillir Maurice. Ses yeux se voilèrent; il ne vit plus la blanche figure de la jolie malade, qu'à travers un nuage, et sentant que la séduction pénétrait chez lui par tous les sens, il allait se lever et fuir. Mais madame Delaury était privée de toute espèce de conversation; car elle ne savait pas un mot de cadastre, ne se rappelait presque rien des grandes manœuvres, bien qu'elle eût passé quatre ans de sa vie au milieu d'une troupe d'hommes qui ne parlaient pas d'autre chose. Aussi se mit-elle à interroger Maurice sur les spectacles, les modes, la littérature.

Comment s'arracher au charme d'une causerie intime, près d'une femme adorable qui parle avec enthousiasme, se passionne, s'anime, et laisse voir toute la chaleur de son âme, en imaginant follement que toutes ces généralités dans lesquelles elle se perd, ne prouvent rien; qu'elle peut impunément s'attendrir avec vous sur des fictions qui deviendraient si facilement, si elle le voulait, des réalités dangereuses?... Maurice comprenait pourtant qu'il fallait la quitter; il le fit, en demandant à la douce recluse la permission de venir quelquefois partager sa solitude, et lui apporter toutes les brochures qu'on recevait à La Chaise. Madame Delaury s'inclina en rougissant, et répondit par un regard plein de langueur et de reconnaissance.

Maurice avait besoin d'air; il lui semblait que, pendant cette visite, ses poumons s'étaient comprimés; il étouffait sérieusement, quand il arriva près des deux fumeurs.

Ils l'attendaient en jetant, de minutes en minutes, quelques mots sans suite dans une conversation tout-à-fait dépouillée d'intérêt, bien que ni l'un, ni l'autre ne parût désagréablement préoccupé. On eût dit, au contraire, qu'ils trouvaient du bonheur dans cette suspension de la pensée, espèce de vague qui délasse.

La figure altérée de M. de Maussion frappa

l'archictecte, au moment de se remettre en route; et, comme le cheval du commandant avait un peu devancé ses compagnons, il s'approcha le plus possible, et dit en souriant :

— Il paraît que les yeux noirs de mademoiselle Louise ont fait d'horribles ravages. Heureusement que M. Delaury n'est guère plus jaloux de la cameriste que de sa femme elle-même; car, s'il était soupçonneux, votre trouble lui semblerait fort extraordinaire.

— Que dites-vous? demanda Maurice avec distraction.

— Oh! pour le coup, mon cher comte, je ne doute plus que vous n'ayez laissé au Lac une partie de vous-même; je ne sais pas laquelle, mais certainement il vous manque quelque chose.

Dans ce moment, M. Delaury s'arrêta pour leur montrer les Briotières, et un cavalier qui accourait au grand galop.

C'était Anatole de Roquevaire, qui vint se jeter dans les bras de Maurice avec beaucoup de vivacité et d'expansion. Le commandant était tout attendri : dans sa vie aventureuse, il avait eu souvent de ces émotions-là, et les concevait parfaitement.

La gaieté des autres convives d'Anatole finit par se communiquer jusqu'à M. de Maussion, et, vers minuit, il n'était ni le moins bruyant, ni le moins causeur. Cependant, parfois encore, une légère préoccupation le dominait malgré lui. Plus d'une question de ses joyeux amis resta sans réponse, ou en reçut une très peu convenable, ce qui n'échappa point à l'architecte, quoique la fumée du champagne eût enveloppé son intelligence d'un nuage assez épais.

M. Delaury, Maurice et Morin, partirent et firent route ensemble, jusqu'au sentier déjà connu.

—Vraiment, dit l'architecte, quand le commandant les eut quittés, il est très heureux que la jument normande soit sage et docile; sans cela, je me reprocherais toute ma vie de ne pas accompagner M. Delaury jusqu'au Lac. Au reste, je ne doute pas que sa femme ne vous vote des remercîmens en secret; et si mademoiselle Louise ne se trouve pas sur le chemin de notre ami, la légitime épouse sera très bien fêtée ce soir.

Maurice fit un mouvement si brusque, que son cheval anglais, d'humeur assez peu traitable, s'arrêta court, se cabra de toute sa force, puis s'élança prompt comme la foudre, sans que les efforts multipliés de son maître parvinssent à le dompter.

Morin, qui suivait aussi vite que possible, arriva quelques minutes après Maurice, et remarqua avec chagrin que son visage était pâle comme la mort. Il y avait entre l'architecte et M. de Maussion plusieurs degrés de l'échelle sociale, et leurs rapports, quoique aimables, avaient pourtant une nuance de froideur cérémonieuse. Maurice avait connu Henri Morin à Rome; son caractère franc et enthousiaste lui avait plu, et une querelle politique les avait encore rapprochés; aussi le projet de se l'attacher tout-à-fait, en l'amenant avec lui à La Chaise, avait-il été exécuté avec cette promptitude passionnée de la jeunesse, qui lève tous les obstacles. Vivant tête à tête depuis deux mois, leur liaison avait fait plus de progrès qu'ils ne le croyaient eux-mêmes. Henri s'était promis une réserve extrême, et Maurice évitait toute apparence de familiarité, car il craignait surtout de blesser l'orgueil de l'architecte ; mais, en dépit de leurs précautions mutuelles, ils s'aimaient, et souvent une expression vive et tendre, venait leur révéler le secret de cette profonde affection.

Beaucoup moins maître de lui qu'il ne l'avait espéré, Henri saisit le bras de Maurice, fixa sur lui ses yeux pénétrans, et sembla solliciter ainsi la confidence d'un chagrin qu'il ne devinait pas.

— Rien ! presque rien, mon ami... et en vérité je suis si honteux des sensations qui m'agitent, il leur a fallu si peu de temps pour naître, que je ne puis croire encore à leur réalité. Demain je serai plus calme, nous causerons ; bonsoir, j'ai besoin de repos...

Il serra, avec amitié, la main qui retenait la sienne, et s'éloigna en répétant encore : Oui, demain, nous causerons.

Et quand Maurice pénétra dans la salle à manger, il trouva l'architecte un journal à la main qu'il ne lisait pas, car l'heure qui les réunissait était déjà passée, et Henri délibérait avec lui-même s'il attendrait encore ou s'il irait jusqu'à l'appartement du comte.

Quand il l'aperçut, il se leva vivement :

— Cher Maurice!... s'écria-t-il...

Cette exclamation, qui peignait toutes ses inquiétudes, fondit à l'instant même la glace que les convenances de rang et de position s'efforçaient d'élever entre eux. Maurice se jeta dans les bras de l'architecte, et ils se trouvèrent unis comme si le même toit avait abrité leurs berceaux.

Ils s'assirent ensemble, leurs yeux se cherchaient avec un intérêt confiant et tendre.

— Eh bien ! Maurice ?

— Mon ami, cette femme m'a fait un mal affreux.

— Qui donc ? Louise ?

— Non, madame Delaury. Ce matin, l'impression subsistait encore. Quand je vous ai entendu parler si gaiement de la nuit qui se préparait pour elle, tout mon sang s'est glacé dans mes veines, j'ai horriblement souffert.

Il fallut tout le bon cœur de l'architecte pour qu'il n'éclatât pas de rire en écoutant cette singulière confidence.

— Mais, dit-il avec autant de sérieux qu'il en put trouver, qu'ont donc de si effrayant les caresses de ce bon M. Delaury?

— Ah! dit Maurice avec tristesse, si vous l'aviez vue hier si frêle, si jeune, si gracieuse, cette alliance vous eût semblé monstrueuse comme à moi.

— Le diable m'emporte si j'y comprends quelque chose! s'écria Henri.

Maurice se souvint tout à coup que l'erreur existait encore pour l'architecte, et à son tour il partit d'un bruyant éclat de rire.

— Qui donc est mystifié dans tout ceci? demanda Henri avec un peu d'humeur.

— Peut-être tous les deux, mon ami, car je suis tenté de croire que le commandant s'est complétement moqué de nous. Puis il raconta sa visite à la jeune femme, et l'impression qu'elle avait laissée dans son âme.

Henri parut réfléchir quelques instans, puis il dit :

— Cette femme si délicieuse est malade après tout...

— Sans doute, mais seulement à ce point où la souffrance est une grâce de plus.

— Et voilà que la séduction est décidée dans votre tête, Maurice.

— Une séduction ! s'écria-t-il avec vivacité. Oh ! non, mon ami ; rassurez-vous, il n'en sera point ainsi... Il y a déjà dans ma vie un malheur de ce genre, et peut-être exercera-t-il sur mon avenir une influence fatale... Non, répéta-t-il avec plus de force, la femme de M. Delaury n'a rien à craindre.

— Ainsi le remords du passé vous semble pour le présent une garantie suffisante ?

— Le remords, dit Maurice en souriant à demi ; je vous avoue que j'ai bien de la peine à en trouver dans ma conscience, pour la faute que j'ai commise. Mais je vous le confie sans honte, mon cher Henri, il m'arrive quelquefois d'être tourmenté par d'étranges appréhensions : tel que vous me voyez, riche et si libre en apparence, je suis pourtant sous l'empire d'une puissance occulte, à laquelle je ne puis échapper quelque effort que je fasse. Tenez, Henri, voici la dernière preuve de présence que m'a fait passer mon démon familier.

Henri lut tout haut : « N'oubliez pas, Mau-
« rice, que votre mauvais génie veille sur
« vous. »

— Qu'en pensez-vous ?

— Moi, je suppose qu'il y a de la femme dans tout ceci.

— Vous devinez juste.

— Oui, mais je ne comprends encore que la moitié de l'énigme, expliquez-moi le reste.

Maurice raconta l'histoire de Geneviève, et remit à l'architecte tous les billets qui lui étaient parvenus successivement.

— C'est une folle, dit Henri, mais une folle entreprenante, la lutte entre elle et madame Delaury pourrait amener de bien funestes catastrophes...

— Que le ciel m'en préserve ! s'écria Maurice, j'aimerais mieux partir, et ne la revoir jamais. — Cependant, reprit-il en rougissant un peu, je suis sûr que l'impression qu'elle a produite, s'effacera à mesure que je la connaîtrai mieux, cela m'est arrivé si souvent!... Nous irons ensemble au Lac, vous me montrerez ses défauts, avec vous, je la jugerai mieux, et je finirai par m'habituer à cette femme qui cessera bien vite d'être dangereuse.

— Dieu le veuille! répondit l'architecte en soupirant....

IV.

Bonhomie.

Pendant les quinze jours qu'Anatole de Roquevaire passa dans sa terre, il y eut tant de dîners, tant de parties de toutes les espèces, que Maurice ne trouva pas même le moment de mettre son courage à l'épreuve; et puis, en réfléchissant mieux, il avait fini par regarder la fuite comme le plus sûr moyen d'éviter le danger qu'il redoutait. Il songeait d'ailleurs à son départ de La Chaise, et s'était déterminé à la quitter sans revoir madame Delaury dont l'image commençait à s'effacer. Mais cet acte de prudence, auquel Henri applaudissait de tout son cœur, devint absolument impossible par le fait de cette fatalité qui se mêle à tout.

Anatole était retourné à Paris, le calme commençait à se rétablir à La Chaise, les promenades à cheval avaient recommencé, les travaux marchaient avec une activité merveilleuse, et Maurice, tout occupé d'affaires, ne paraissait plus songer à madame Delaury; il avait même négligé de lui envoyer les brochures demandées, ce qui, pour un observateur habile, eût pu faire suspecter la réalité de son indifférence.

Un soir que les deux amis s'amusaient, par désœuvrement, à parler politique, et qu'ils semblaient tout près de se fâcher, pour se réconcilier le lendemain, M. Delaury, qu'on n'attendait pas, parut au bout de l'avenue. Maurice et Henri oublièrent leur querelle, et allèrent ensemble au-devant de lui. Après avoir fait à M. de Maussion un éloge complet du jeune Anatole de Roquevaire dont il avait été très content, M. Delaury ajouta, avec cet air d'empressement modéré de quelqu'un qui craint de faire trop d'impression en annonçant une bonne nouvelle :

— Messieurs, je suis chargé d'une commission pour vous, et je parie que vous ne devinez pas de quelle part ?

— Non, en vérité, répondit Maurice qui mentait peut-être, car il avait rougi.

— Ni moi non plus, dit l'architecte.

— Eh bien ! c'est de la part de madame Delaury, qui m'a prié de vous inviter à déjeûner pour demain.

— Ceci devient embarrassant, murmura l'architecte.

— Mon cher commandant, répondit Maurice, je remercie beaucoup madame Delaury de sa gracieuse politesse, mais je me vois forcé de la refuser.

— Vous ne parlez pas sérieusement, j'espère ?

— Très sérieusement, et à mon grand regret, je vous assure.

— Est-ce donc le jour qui vous dérange ? avez-vous des affaires ? voulez-vous qu'on retarde? j'en serais désolé, car ma femme a été fort malade cette semaine, et je crains une rechute; mais elle va bien et désire vous avoir demain. Cependant, si le jour suivant vous convient mieux, il faudra bien que sa bonne volonté dure jusque-là.

— Mon cher monsieur Delaury, je ne puis accepter ni pour un jour, ni pour l'autre.

— Monsieur de Maussion! dit le commandant avec un peu d'humeur, je crains de découvrir une insulte dans ce refus que vous ne prenez pas même la peine de justifier; il y aurait du ridicule à insister davantage.

— Est-il possible que vous me jugiez aussi mal! Dans cette apparente impolitesse, il n'y a rien, non rien qui puisse vous offenser, je vous le jure.

— J'en doute, monsieur, et j'avoue sans honte que j'y suis sensible, bien sensible; car j'avais de l'amitié pour vous, ajouta-t-il d'une voix émue, et je sens qu'il m'est difficile d'y renoncer.

Maurice pâlissait et rougissait tour à tour; Henry gardait le silence. Mais, comprenant enfin tout ce qu'il y avait d'inconvenant à blesser l'orgueil d'un homme qui s'était toujours montré parfait pour eux dans toutes les relations de sa vie, il pensa que de deux inconvéniens il fallait choisir le moindre. Il intervint donc, et dit avec beaucoup de sang-froid :

— C'est moi, mon cher commandant, qu'il faut accuser de ce refus qui n'est pas irrévocable. Comme vous avez pu vous en apercevoir, M. de Maussion a souffert beaucoup des excès auxquels nous nous livrons tous depuis quinze jours, je l'ai conjuré de se laisser guider par moi, de suivre exactement le régime sage que je croyais nécessaire, et M. de Maussion s'est trouvé ainsi dans la nécessité de contrarier l'un de nous. Mais comme je le crois mieux aujourd'hui, et assez raisonnable pour comprendre le danger d'abuser d'une *santé* peu solidement établie, je lève la consigne, en remerciant mon ami d'avoir poussé la déférence à mes conseils jusqu'à se priver d'une agréable matinée. Nous irons ensemble, nous vous porterons un peu de cette cordialité dont vous nous donnez toujours de nouvelles preuves. Dites à madame Delaury qu'elle peut compter sur nous, dût-il en résulter un accès de fièvre; ce qui ne m'étonnerait pas du tout, continua-t-il, en touchant le pouls de Maurice. Il me semble que je trouve encore un peu d'agitation nerveuse... M. Delaury partit enchanté.

— Eh bien! Henri, voilà donc toutes mes résolutions oubliées? dit Maurice.

— Mon cher ami, nous avons été *forcés*; puis il me semble que vous donnez à tout ceci beaucoup trop d'importance. Vous déjeunerez, vous irez faire une visite, deux visites même, toujours accompagné de votre nouveau docteur, et, quand le moment sera venu, vous partirez pour Paris, aussi peu amoureux que vous l'êtes à présent. Qui sait même si vous n'allez pas la trouver laide, cette madame Delaury que vous croyez si redoutable. Tenez, Maurice, rappelez-vous seulement cette Napolitaine si délicieuse, me disiez-vous, et qui, à la seconde entrevue, vous rendit honteux de votre enthousiasme.

Le lendemain, quand les deux amis se retrouvèrent ensemble, Henri remarqua encore plus de recherche et d'élégance dans la toilette de Maurice; il était ému, préoccupé, mais bien moins contrarié que la veille.

Le commandant et sa femme les attendaient dans un salon d'été. Madame Delaury parut à Maurice plus pâle, plus languissante encore qu'a leur première entrevue; mais, en dépit des prédictions de Henri, elle lui sembla toujours plus jolie.

— Ma chère Livia, dit le commandant, puisque vous connaissez déjà M. de Maussion, permettez-moi de vous présenter M. Morin, le meilleur, le plus franc des hommes que j'aie rencontrés jusqu'ici.

— Mon ami, répondit-elle avec un gracieux sourire, vous êtes disposé, je le sais, à prêter aux autres les qualités qui vous distinguent; mais, contre l'ordinaire, me voilà prête à me ranger de votre opinion.

— C'est vraiment bien heureux, répondit le commandant avec une brusquerie enjouée, et voilà un hasard dont je dois m'applaudir.

— Et moi bien plus encore, dit Henri en s'inclinant; puis il se retira en arrière, et Maurice s'avança vers la jeune femme, s'informa de sa santé, qui l'inquiétait visiblement.

Elle s'anima bientôt en causant, toute trace de souffrance était disparue après quelques minutes. Henri, en apparence très occupé à considérer un joli paysage que l'on découvrait de l'une des fenêtres, l'examinait à la dérobée.

—Mais elle n'est pas belle! fut-il prêt à penser tout haut.—En effet, Livia, plus petite que grande, manquait absolument de fraîcheur; ses formes étaient plutôt gracieuses que régulières; et, pour un artiste amateur de l'antique, comme l'était l'architecte, elle devait, au premier coup d'œil, sembler bien ordinaire : ses doigts blancs, et d'une forme un peu trop allongée, étaient terminés par des ongles d'une beauté merveilleuse; en voyant ses petites mains si souples, si agiles, on songeait, malgré soi, au proverbe : adroite comme une fée. Mon Dieu, que Livia devait bien le réaliser ! Livia n'était ni brune ni blonde; ses yeux, d'un bleu particulier, étaient doux, spirituels; ses cheveux, d'un châtain foncé, avaient une teinte veloutée qui encadrait admirablement le blanc mat de son front; enfin, la bouche de Livia, que sa maigreur faisait paraître plus grande qu'elle ne l'était réellement, avait une expression de finesse moqueuse, qui devait prêter du charme à toutes les paroles qu'elle prononçait... Et, cependant, Henri, qui faisait cette remarque, répétait encore : — Non, certainement, cette femme n'est pas belle du tout !... Mais quand on eut averti Livia qu'elle était servie, et qu'il la vit traverser le salon, appuyée sur le bras de Maurice, il lui sembla qu'elle était portée dans l'air, tant elle paraissait légère et vaporeuse, ainsi enveloppée dans son peignoir de mousseline, dont un ruban blanc marquait la taille.

Ce déjeuner fut très gai. M. Delaury, heureux des frais que Livia faisait pour ses hôtes, applaudissait à ses saillies, et la remerciait à chaque instant d'avoir bien voulu se lever d'aussi bonne heure, surtout de n'avoir pas retiré sa promesse.

— Prenez garde, dit-elle, vous allez faire croire à ces messieurs, que je suis une personne indolente, paresseuse, et passablement fantasque.

— Ma bonne amie, répondit le commandant, ces messieurs savent très bien que vous souffrez sans cesse.

Un nuage glissa sur le front blanc de Livia.

— C'est trop vrai, dit-elle tristement, et si j'oubliais, moi, je serais très excusable, parce que les souffrances absorbent et troublent la mémoire.... — Mais vous, monsieur, ajouta-t-elle en s'adressant à Maurice, dont les regards se fixaient sur elle, vous m'aviez promis des journaux, des revues, et vous ne m'avez rien envoyé, cependant vous n'êtes pas malade, je pense?...

Maurice fut prêt à l'assurer du contraire; elle faisait naître en lui des émotions si vives qu'elles semblaient presque de la douleur.

Peut-être Livia devina-t-elle ce qu'il éprouvait, car elle changea brusquement de conversation, et se mit à raconter avec une finesse charmante l'histoire du curé de B...., qui l'ayant trouvée brodant des coussins, avait diplomatisé pendant une heure pour obtenir d'elle un fauteuil à la Voltaire.

Il était près de neuf heures du soir, quand

les deux jeunes gens quittèrent le Lac. Maurice s'était engagé à revenir apporter à Livia des dessins qu'ils devaient choisir ensemble.

— Que pensez-vous de cette femme, Morin? dit Maurice à l'architecte qui marchait silencieux.

— Je ne la trouve pas belle; mais...

— Mais, achevez donc...

— Eh bien! je la définissais ainsi dans ma pensée. Madame Delaury est l'élégance morale et physique sous la forme d'une femme.... Vous y retournerez, Maurice!

— Oui, mon ami, mais avec vous, toujours avec vous.

— Vous me le promettez?...

— Je vous en donne ma parole!

— Bien, Maurice; mais je veillerai à l'exécution du traité, je vous en préviens.

Livia était à l'une des fenêtres du salon, quand Maurice et son ami revinrent le lendemain; elle voulut se retirer en les apercevant, craignant sans doute de montrer trop d'impatience; mais elle avait été vue; on la saluait déjà, et quand ils entrèrent, son teint s'était paré d'une légère nuance de rose. Maurice étala devant elle une énorme quantité de dessins de toutes espèces. Elle les déploya avec une vivacité presque enfantine, et s'extasiait sur leur variété.

— Mais tout cela est trop long! beaucoup trop long, dit-elle en secouant la tête; et le fauteuil du bon curé ne finirait jamais. Je voudrais quelque chose de plus simple; tenez, des raies dans ce sens. Elle montrait le canevas, et indiquait une ligne avec son doigt.

— Mais on pourrait dessiner cela sur l'étoffe dit l'architecte.

— Croyez-vous? dit-elle en fixant ses yeux sur Maurice.

— Mais oui, balbutia le jeune homme; tout est possible.

— Excepté de ne pas l'aimer, pensa l'architecte.

— Eh bien! de suite alors!.... Elle ouvrit un secrétaire, apporta les crayons, et dit avec un air impérieux, mais charmant: — Allons, monsieur, commencez donc...

Maurice s'assit; mais le canevas vacillait, Henri aida à le maintenir; cependant l'équilibre n'était pas encore parfait. Livia posa sa main de l'autre côté; puis, pour mieux voir, elle pencha tout-à-fait la tête. Maurice avait sans doute la vue basse ce jour-là, car il s'inclinait extrêmement. Enfin un léger dérangement dans leur position fit glisser une de ses boucles blondes sur les bandeaux noirs de Livia. Elle pâlit, un tremblement nerveux agita tout son corps, ses mains se raidirent, elle parut près de perdre connaissance.

— C'est assez! assez, à présent! dit-elle d'une voix faible; demain, demain....

Maurice s'arrêta sans oser la regarder, et Henri qui n'avait rien vu fut près de l'accuser de caprice.

Le commandant entra, parut enchanté de les trouver là, et proposa pour le lendemain une promenade en bateau.

— D'où partirons-nous? demanda Maurice.

— Mais du vivier qui se trouve à un quart de lieue d'ici, à moins cependant que nous n'allions nous embarquer tous trois, en sortant de votre parc: ce serait délicieux; mais Livia voudra-t-elle aller jusque-là dans mon cabriolet; elle le déteste. Voyons, ma chère, donnez votre avis.

— Je suis disposée à faire tout ce qui peut vous être agréable.

— Si madame le permettait, dit Maurice, j'enverrais ma voiture la chercher.

Livia accepta cette proposition, mais d'un air timide, son visage était encore ému.

Bien qu'elle connût à peu près tous les environs, Livia n'avait pas visité La Chaise en détail. Henri, sous prétexte de lui montrer les travaux, la conduisit partout; elle marchait avec tant de vivacité, elle parcourait les terrasses et les galeries avec une curiosité si active qu'il eut peur de lui voir prendre la fièvre; il l'arrêta presque avec autorité.

— Je ne souffrirai pas que vous vous agîtiez ainsi, lui dit-il; et, en ma qualité de médecin du lieu, je vous ordonne le calme.

— Mon cher docteur, dit-elle en riant, vous ne connaissez rien à mon mal. Celui que je dois éviter, ajouta-t-elle en marchant vers le parc, est l'ennui; et, grâce à vous, m'en voilà guérie pour toute la journée: puis elle entra joyeuse, animée, dans la barque où les rameurs attendaient le signal du départ. Deux banquettes garnies de coussins avaient été préparées. Henri et le commandant se placèrent près du gouvernail, Livia et Maurice s'assirent de l'autre côté; mais bientôt le soleil se leva, et Livia, véritable plante de serre, s'en trouva fort incommodée; elle prit le parti de tourner le dos à M. Delaury et à l'architecte pour éviter les chauds rayons qui tombaient d'aplomb sur sa tête.

Maurice lui demanda si les sombres et vastes salons de La Chaise ne l'avaient pas trop effrayée.

— Vraiment non, me dit-elle, je sais par cœur les Mystères d'Udolphe, et rien ne m'a surprise ici. Tout y est fort beau, fort noble surtout; mais, au risque de vous paraître bien mesquine dans mes goûts, je vous avouerai que j'aime mieux le Lac. Si vous saviez comme la vie s'y arrange bien! comme les habitudes s'y prennent facilement!... Oh! vous ne connaissez pas encore toutes ses beautés; car personne, sans ma permission, n'eût osé vous conduire au bosquet des tilleuls ; c'est ma propriété exclusive. Dans mes heures d'angoisses, c'est toujours là que j'ai trouvé ces consolations intimes, inattendues, qui semblent arriver du ciel... Hélas ! je crains d'être obligée de le quitter bientôt, peut-être pour ne le revoir jamais ; car, avec ma santé, il serait par trop hardi de compter sur l'avenir.

— Pourquoi ces appréhensions ? demanda Maurice avec tendresse.

— Elles sont toutes simples, répondit Livia ; M. Delaury aime le Lac presque autant que je le fais moi-même ; mais l'inactivité de sa vie lui déplaît, et il s'est décidé à redemander du service...,

Livia avait baissé son voile ; il ne vit pas toute la douleur qu'exprimait son aimable et gracieuse figure. Un long silence s'établit entre eux ; mais un oiseau qui passa bien près, et rasa presque le chapeau de la jeune femme, changea le cours de ses pensées. Quand l'âme est encore vierge de passions profondes, l'espoir du bonheur s'y glisse si facilement ! Elle se mit à admirer les vagues qui venaient se briser contre la barque; puis, comme une véritable enfant, elle ôta son gant, s'appuya sur l'un des bords, et s'amusa à faire bouillonner l'eau à travers ses doigts effilés.

— Livia! Livia! s'écria le commandant, ne vous penchez pas ainsi, vous me faites frémir!...

Elle se retira, et dit avec un sourire moqueur : — Décidément, M. Delaury est mal disposé ce matin; tout l'effraie.

— Mais, dit Maurice, il me semble que vous devez lui savoir gré de ses inquiétudes.

— Pas trop, car je ne les comprends pas.

— Voyez, continua-t-il, en jetant un coup-d'œil hors de la barque, la Loire est bien profonde ici, on n'aperçoit plus le fond, et si vous tombiez....

Elle regarda à son tour, et reprit avec une intention à la fois fine et touchante :—Eh bien! je n'aurais pas peur du tout : on dit que vous êtes si habile nageur!...

Maurice fut tenté de la remercier à genoux...

C'est ainsi que l'intimité s'établit entre eux. Chaque jour, sans qu'ils parussent s'en mêler le moins du monde, fournissait des motifs de réunion. Souvent, malgré ses promesses, Maurice se trouvait seul près de Livia ; car le commandant, qui avait toujours quelque chose à montrer à Henri, l'emmenait, quoique celui-ci cachât assez mal l'humeur qu'il en ressentait.

V.

L'Opinion politique d'une Femme.

Un matin que l'architecte se réveilla de très bonne heure, il ne fut pas médiocrement surpris de trouver sur sa table un billet ainsi conçu :

« Si vous n'êtes pas le plus méprisable des « hommes, le lâche complaisant du malheu- « reux égaré que vous appelez votre ami, « éloignez-le du précipice où une autre doit

« tomber aussi, si l'un des deux ne s'arrête « à temps. La vengeance veille; je veux que « Maurice soit misérable, je le veux avec toute « la force, toute l'énergie dont le ciel m'a « douée; mais il faut que son malheur soit « mon ouvrage..... »

— Allons! pensa-t-il tout haut, il paraît que notre belle ennemie s'est ménagé des intelligences jusqu'ici... Décidément la trahison se glisse partout... Il examina sa chambre avec une scrupuleuse attention, et tâcha de découvrir par quelle voie on avait pu parvenir à s'introduire. Les domestiques furent interrogés; on n'avait rien vu, rien entendu, et la fenêtre était à une trop grande élévation du sol, pour qu'on pût y atteindre sans le secours d'une échelle; d'ailleurs, elle était constamment restée fermée. Henri n'insista pas, il voulait cacher cette circonstance à M. de Maussion, trouvant fort inutile de ramener son esprit vers un passé auquel il ne songeait jamais sans amertume.

Impatienté du peu de succès de ses recherches, l'architecte sortit avec l'intention de se promener dans la campagne, jusqu'à l'heure du déjeuner. Un instinct machinal lui fit prendre le chemin du Lac, et il se trouva bientôt devant la grille du jardin. Il examina la belle collection de roses que le bon commandant cultivait avec un soin digne d'éloge; puis les yeux de Henri s'élevèrent vers les bâtimens encore à moitié enveloppés d'ombres. Une jalousie s'entr'ouvrit, Livia parut et lui fit signe de s'approcher.

— Quoi! déjà levée? dit-il en la saluant.

— Oui, depuis bien long-temps; j'ai très mal reposé cette nuit. Attendez-moi, je vais descendre, nous irons ensemble jusqu'au vivier; le grand air me fera du bien... Elle le rejoignit, après s'être couverte d'un châle. Elle était pâle, et ses yeux abattus annonçaient une extrême fatigue.

— Vous ne vous soignez pas, dit-il en l'examinant; je suis sûr que vous avez lu fort tard hier...

— En vérité non, répondit-elle; à présent les fictions ne peuvent plus intéresser mon esprit; j'aime mieux penser.

— Dites-moi, monsieur Henri, quelle conclusion doit-on tirer d'une fixité d'idées si extraordinaire, qu'en songe la même image se représente sans cesse, sous toutes les formes, sous tous les aspects, mais toujours, toujours la même ?

Henri la regarda, elle paraissait de si bonne foi en faisant cette question, qu'il n'eut pas le courage de l'affliger, en n'y répondant pas sérieusement.

— Mais, dit-il, cela dénote une continuelle préoccupation sur un objet qui plaît, ou qu'on abhorre....

— Je vous interroge là-dessus, reprit Livia, parce que ma bonne grand'mère, la meilleure, mais la plus superstitieuse des femmes, prétendait que le même rêve, souvent ramené, était présage de mort pour la personne qui apparaissait ainsi... et moi, presque aussi faible qu'elle, depuis deux jours je suis sérieusement tourmentée... M. de Maussion n'est pas malade, n'est-ce pas ?...

— Vous êtes trop bonne, en vérité, mon ami se porte à merveille...

Livia rougit excessivement en recevant cette assurance, et resta silencieuse tout le temps que dura la promenade.

Henri n'essaya point de la distraire, il songeait à tout ce qu'aurait de dangereux une plus longue intimité entre Maurice et cette femme si complétement franche et naïve, que son amour se décelait de mille manières, dont chaque regard était une caresse... Avec Henri, aussi, Livia se montrait bonne et affectueuse; n'était-il pas le meilleur ami de Maurice!

Quand l'architecte eut ramené madame Delaury chez elle, il reprit tout attristé la route de La Chaise. — Allons, pensait-il, d'un côté Géneviève, qui me semble une hyène altérée; puis dans le lointain, le déshonneur de cet homme si bon, si noble, dont la colère sera peut-être aussi le réveil du lion... son aveuglement jusqu'ici n'est-il pas déjà la chose la plus inexplicable... La fuite ou un prompt départ, voilà notre seul moyen de salut.

Henri trouva Maurice seul, inquiet, désœuvré, les journaux manquaient à La Chaise...

— Comprenez-vous quelque chose à ce retard, Henri?

— Non, ma foi.

— Guillaume arrive à l'instant d'Amboise,

reprit Maurice ; il assure qu'on y parlait vaguement de proclamations, d'ordonnances, puis, de troubles qui auraient éclaté ; mais cet homme est à moitié imbécile, on ne peut en obtenir deux phrases qui aient une apparence de raison.

— C'est un fou que votre Guillaume, murmura Henri qui songeait à son discours d'ouverture.

— Mon cher ami, continua Maurice, je ne doute pas que de graves événemens ne se préparent. Je me rappelle maintenant plusieurs lettres de Paris reçues depuis peu, dont l'ambiguité m'avait frappé... C'est une chose résolue, Henri, s'il n'arrive aucune nouvelle demain, je pars ; ma place n'est point ici.

L'architecte sortit enfin de sa distraction ; il comprit...—Que le ciel soit loué ! s'écria-t-il ; oui, vous avez raison, Maurice. Mon cher Maurice ! victoire ! la victoire est à nous si on ose commencer la lutte...

Maurice recula de quelques pas, sa figure était froide, mécontente. Henri s'arrêta tout embarrassé ; il venait d'oublier leurs différences d'opinion ; puis, récapitulant ce qu'avait dit M. de Maussion, ses inquiétudes changèrent bien vite de sujet.

— Mon cher Maurice, dit-il, ne précipitez rien, je vous en conjure; il y a dans la vie des démarches imprudentes dont on se repent à loisir.

L'architecte venait de juger d'un seul coup d'œil la position du jeune homme, dans le cas où, comme il paraissait le penser, une révolution éclaterait en France, et il s'alarmait, avec raison, du rôle que M. de Maussion serait naturellement appelé à y jouer. Voir l'homme qu'il aimait le mieux se ranger sous la bannière que lui Henri méprisait de tout son cœur, sentir la haine politique s'élever entre eux, il y avait, pour l'architecte, de quoi devenir fou de douleur et de regret. Les vaines discussions qui les avaient occupés quelquefois, n'étaient plus rien, près de cette part active que chacun d'eux devait être prêt à prendre au premier signal. D'ailleurs, il y avait dans la tête de l'architecte une idée fixe, qui allait diriger sa conduite. Henri pensait que Maurice ne pouvait être de bonne foi : la vérité n'avait-elle pas lui, à Rome et à Naples, aux yeux du jeune aristocrate ? S'il l'avait repoussée, c'était parce que ses habitudes de caste, son orgueil de nom, l'entraînaient à son insu... Ah ! l'éclairer tout-à-fait, ramener à des opinions saines et raisonnées cette intelligence qui lui semblait si puissante, cette âme qu'il croyait si noble, si enthousiaste, quel beau triomphe pour lui ! Eh bien ! attendons; oui, attendons encore... Ne parlons pas de départ, contentons-nous de veiller sur eux, de les protéger sans qu'ils le devinent : ici, loin de ces hommes vaniteux et ridicules, qui se disent ses amis, la pensée de Maurice sera à moi, à moi tout entière...

Le soir, M. de Maussion et Morin trouvèrent les habitans du Lac bien plus étonnés qu'inquiets des bruits qui s'étaient répandus jusqu'à eux. La nuit menaçait d'être orageuse, l'air devenait étouffant. Livia, assise devant une fenêtre ouverte, crut voir du trouble dans les regards de Maurice. Une fois, en prenant un livre dont il venait de lui faire remarquer un passage, sa main toucha la sienne, leurs yeux se rencontrèrent, et absorbés dans cette muette contemplation, oubliant l'univers en tier, tout le magique langage du cœur se dévoila pour eux... Le commandant vint les arracher à cette douce extase, il parla longuement, et bâtissait l'avenir avec des probabilités; mais ses auditeurs étaient disposés à la rêverie; le silence se rétablit bientôt, il dura long-temps; et cette fois, ce fut Livia qui le rompit.

— Ne trouvez-vous pas, disait-elle à Henri, qu'il y a quelque chose d'imposant dans cette sourde rumeur, dans cette stupeur terrifiante qui précède presque toujours les graves convulsions politiques? On dirait que les élémens eux-mêmes y apportent une sorte de sympathie; oui, continua-t-elle, moi, je crois aux révélations mystérieuses, aux communications d'un ordre élevé, inconnu, dans le cours habituel de la vie... Par exemple, il m'est arrivé de rencontrer des objets, des visages même, qui certainement s'offraient à ma vue pour la première fois, et dont les formes les plus fugitives, les nuances les moins tranchées étaient cependant gravées dans ma mémoire... — Et vous, ajouta Livia en se tournant vers Maurice qui la contemplait avec amour, ne pensez-vous pas que nous apportons en nous les souvenirs d'un autre monde ?

— Je ne sais trop, répondit-il, mais j'imagine que notre âme renferme une profonde et sublime sympathie pour tout ce qui a avec elle une sorte d'affinité directe ou indirecte ; c'est pour cela que ce qui est noble et beau ne nous semble jamais inconnu ; nous avons le sentiment intime ; et comme vous, je suis tenté de croire qu'il nous vient d'une autre vie... Nous aimons, ou nous éprouvons de la répugnance pour tous les objets de la création, en raison des rapports ou des différences qui existent entre nous et eux. Ainsi, pour que l'amour se complète et devienne passion, il doit être indispensable de trouver d'immenses rapprochemens entre nos sensations, nos habitudes et celles de l'être qui l'inspire. Non pas qu'elles puissent se ressembler en tout, mais il faut ce point de comparaison, ce contact qui exalte, anime, et conduit en même-temps à l'enthousiasme...

Henri qui écoutait en feuilletant un livre, hasarda quelques réflexions qui firent perdre à la causerie cette teinte mystique et vaporeuse. Les voix s'élevèrent par degrés, on parla plus vivement, et il s'établit bientôt une sorte de lutte d'esprit. A la fois gracieuse et brillante, Livia se montra plus enchanteresse que jamais; Maurice aussi avait plus de vivacité. Quand l'amour commence, toutes les idées s'étendent et s'élèvent, toutes les facultés se développent; l'être le plus nul se trouve doué tout à coup d'une étonnante finesse de perception; on veut pénétrer dans un cœur qui va devenir tout à nous, on le fouille, on l'interroge; rien n'est indifférent ou inutile; c'est la joie de l'avare qui vient de faire un héritage inattendu : il admire chaque pièce d'or, il la touche, l'examine en détail; puis, contemplant l'ensemble de son trésor, il s'enivre d'avance de toutes les jouissances qu'il lui promet...

Le lendemain, le plus grand désordre régnait à La Chaise : la vérité y était connue, juillet dix-huit cent trente avait sonné, la révolution s'était accomplie; du moins, c'est ainsi que le pensait l'architecte...

Il n'y avait plus à hésiter, Maurice devait prendre une attitude quelconque, montrer enfin de quelle couleur il choisissait son drapeau. Deux jours après, il partit pour le Lac, avec la ferme résolution d'adresser à Livia un adieu qui pouvait être éternel. Mais il voulait y aller seul, recueillir tout son regard, toute sa pensée, baiser, sans qu'elle s'en aperçût, les cheveux qu'il avait si souvent admirés. Il lui fallait l'entendre le conjurer de revenir la voir, trembler des dangers qu'il courrait, s'attendrir, s'inquiéter pour lui... Hélas! il faut l'avouer, il y a de la volupté, une volupté cruelle, mais délicieuse, dans le spectacle de la douleur qu'on a causée. Quand Maurice arriva, Louise vint l'arrêter sur l'escalier.

— N'entrez pas, monsieur, dit-elle avec tristesse, madame est sans connaissance depuis trois heures; on vient d'envoyer un commissionnaire à la ville, pour en ramener un médecin. Monsieur pleure et se désole; toutes ces scènes sont bien affligeantes.

M. Delaury reconnut la voix de Maurice; il vint au-devant de lui. — Mon cher ami, dit-il, vous me voyez désespéré; car c'est moi qui ai amené cette crise, par une imprudence impardonnable. Je connais et j'aurais dû ménager davantage la sensibilité nerveuse de ma pauvre Livia. Ce matin nous étions à table, quand un paysan du village voisin est venu me rendre compte d'une commission dont je l'avais chargé. En causant, cet homme a été entraîné à nous raconter que plusieurs bandes de chouans commençaient à s'organiser, et ne tarderaient pas à battre la campagne. Il cita, dans les chefs qui se préparent à se mettre à leur tête, plusieurs noms connus de Livia; elle déplora, avec sa vivacité de femme, l'aveuglement funeste qui les poussait à lever ainsi l'étendard de la guerre civile. — Vous verrez, me dit-elle avec amertume, qu'il n'y aura plus bientôt ni lien, ni affection parmi tous ces gens qui vivaient en paix dans leur chaumière. Ils vont se haïr, s'espionner avec bassesse. Ah! cela fait frémir!...

— Ma chère Livia, lui répondis-je quand nous fûmes seuls, ce que vous disiez tout-à-l'heure, est d'une effrayante justesse : les meilleures, les plus intimes liaisons se trouveront naturellement rompues; car il est difficile de rester amis, quand on est entraîné par des intérêts contraires. Ainsi, M. de Maussion, dont le commerce a été pour moi si précieux, si plein de charme, ne verra en moi, dans la lutte qui se prépare, qu'un homme de mouvement, un soldat de fortune, au milieu de ces hordes fanatiques dont il va se croire obligé de partager les dangers; vous et moi ne serons plus pour lui que les ennemis d'une cause qu'il regarde sans doute comme sainte et légitime.

— Cela est impossible! s'écria-t-elle avec horreur. M. de Maussion en Vendée, appuyant la révolte du poids de son nom et de sa fortune... Ah! cela est impossible! répéta-t-elle avec plus de force. — Je crains, lui dis-je, que ce qui vous épouvante si fort, et que vous considérez comme un crime, ne lui semble à lui un devoir sacré; nous le perdrons bien certainement... Sans doute Livia se méprit au sens de cette dernière phrase, car je vis ses joues pâlir, sa tête se pencher; elle s'évanouit complétement.

Maurice ne prononçait pas un mot; il était muet de douleur; et cependant être aimé ainsi lui paraissait si doux!

— Vous êtes étonné, mon ami? reprit le commandant. Mais vous avez dû remarquer que Livia, sous une enveloppe délicate et frêle, renferme une âme ardente et passionnée. Moi seul peut-être ai le secret de son caractère, singulier mélange de passion et de froideur; bien que la politique ne paraisse pas l'occuper beaucoup, elle a pourtant sur ce sujet des idées généreuses et grandes profondément arrêtées, et la nécessité que je lui démontrais a produit une sensation poignante, dont cet accident est le résultat; mais il se prolonge de manière à m'alarmer. Son médecin que je viens d'envoyer chercher, est une espèce d'imbécille qui n'entend jamais rien à son état; j'aimerais mieux consulter Henri : je ne sais pourquoi je n'ai pas songé à lui dans le premier moment. M. Delaury n'avait pas achevé, que déjà Maurice courait au grand galop; et, sans s'arrêter, sans vouloir se donner le temps d'expliquer à l'architecte ce dont il s'agissait, il l'entraîna jusque dans la chambre de la malade, toujours sans connaissance. L'impression qu'elle fit naître ainsi, pâle, inanimée, mais calme comme une enfant endormie, ne s'effaça jamais de l'âme de Maurice.

Quoique Henri n'eût pas en médecine des

connaissances bien étendues, il en savait assez pour être utile ; et, après plusieurs essais infructueux, il parvint à faire ouvrir les yeux à la malade. Mais la fièvre s'était déclarée, et le vieux docteur qui arriva bientôt, jugea la saignée indispensable. Livia avait le délire, et appelait Maurice qui tenait ses mains dans les siennes et la conjurait de ne plus parler.

Tant que dura le danger de madame Delaury, M. de Maussion ne songea point à son départ, et Henri qui le désirait n'osait le proposer, car il savait tout ce que Maurice exerçait d'empire sur cette créature aimante et passionnée. Ne fallait-il pas lui éviter une émotion pénible?... Ce fut lui qui surveilla la convalescence de la malade, et Maurice l'aima plus que jamais ; combien il était touché de son zèle, de ses attentions pour elle. Les ordonnances du docteur improvisé n'étaient pas toujours suivies avec beaucoup d'exactitude, et cependant Livia se rétablissait de jour en jour ; mais c'était surtout dans les yeux de Maurice qu'elle semblait puiser la vie.

Un soir que M. de Maussion et l'architecte étaient montés à cheval avec le projet de faire une promenade avant de se rendre au Lac, ils s'enfoncèrent dans une route qui lui était complétement inconnue, et marchèrent plus d'une heure sans pouvoir s'orienter. Henri, peut-être moins pressé d'arriver que Maurice, ayant aperçu des plantes qu'il cherchait depuis long-temps pour sa collection, ne résista pas au désir de descendre, afin de les examiner de plus près; en vain, Maurice, qui venait de découvrir le chemin du Lac, lui cria de remonter, Henri n'en tint compte, et Maurice, impatienté, piqua des deux, sans vouloir l'attendre davantage. Absorbé dans sa grave occupation, la loupe à la main, et oubliant l'heure, Henri ne remarqua pas que le crépuscule commençait à faire place à la nuit, il ne distinguait plus rien autour de lui, et voulait étudier encore. Tout à coup le galop d'un cheval se fit entendre, il imagina que Maurice, inquiet, revenait le chercher, et il se préparait à quitter le fossé où il était descendu, lorsqu'un cavalier parut à une très petite distance : il passa tout près de l'architecte et à la lueur incertaine du jour qui s'enfuyait, reconnut son visage, et s'arrêta devant lui.

— Je joue de bonheur, monsieur Morin, dit le voyageur avec une sorte de malice ricaneuse; puisque vous voilà et que M. de Maussion n'a rien de caché pour vous, vous m'éviterez la peine d'aller jusqu'à La Chaise. En parlant, il tirait de son sein un petit sac de cuir, et prit une lettre qu'il remit à Henri; elle était adressée au comte. L'écriture ne laissait aucun doute; c'était celle de Geneviève. Henri jeta un coup d'œil sur son bizarre commissionnaire; il était vêtu d'une blouse attachée par une ceinture de paille tressée, et qui soutenait deux pistolets. Un large mouchoir de soie, qui bandait son front cachait à moitié ses yeux vifs et perçans comme ceux d'une chouette.

— Monsieur le courrier, dit Henri, pourriez-vous m'indiquer le séjour habituel de celle qui vous envoie?

— *Nulle part et partout*, répondit-il avec un sourire équivoque. Puis, sans attendre une nouvelle question, il s'éloigna de toute la vitesse de son cheval.

Henri gardait dans ses mains la lettre de Geneviève. Bien décidé à l'ouvrir et à la soustraire, ne doutant pas que son contenu ne dût affliger Maurice, il sentait pourtant une sorte de remords, mais qu'il étouffa par cette seule réflexion : Maurice n'a point de secrets pour moi, et manquer dans cette circonstance aux habitudes de délicatesse et de discrétion, ne peut pas être un crime. Puis il remonta à cheval, gagna la première ferme où il aperçut de la lumière, et lut sans le moindre scrupule ces lignes extraordinaires.

« Maurice, le ciel a pitié de vous ; l'heure « de la régénération s'approche ; vous pouvez « vous relever encore ; la tache imprimée à « votre front par le parjure, n'est pas indélé- « bile, et la miséricorde de Dieu est infinie... « Si le sang de vos ancêtres coule dans vos « veines, combien il doit bouillir d'indigna- « tion ! Avec quelle énergie vous avez dû jurer « haine et vengeance à cette populace effré- « née, qui, dans sa fureur aveugle, vient de « renverser le trône de Saint-Louis !... Ah ! « Maurice, quels mouvemens tumultueux se

« sont élevés dans mon âme! comme j'ai
« pleuré sur vous, depuis quelques jours!...
« Maurice, vous avez trahi la malheureuse qui
« vous aimait; vous avez été cruel et sans pitié;
« vous avez versé sur la tête de cette femme le
« déshonneur et l'infamie; ils l'eussent écra-
« sée, si elle n'avait été grande et forte; si,
« dédaigneuse et repentante, elle n'eût secoué
« la boue dont vous l'avez couverte. Eh bien!
« elle vous pardonne, et vous offre la paix, la
« pure affection d'une sœur; car sa vie n'a plus
« qu'un but, qui doit être le vôtre..... Vous
« avez oublié vos sermens d'amour, vous avez
« été menteur et frivole; mais il est impos-
« sible que vous soyez un déserteur de la cause
« sainte, un misérable transfuge, un lâche qui
« tremble et se cache. Non, je ne le crois pas,
« ce serait trop d'avilissement pour moi que
« de vous avoir regardé long-temps comme le
« modèle, le type de cette aristocratie que je
« respecte et vénère. Une voix me dit qu'un
« baptême se prépare pour vous, celui du
« martyre de la fidélité; la Vendée vous ap-
« pelle, accourez... Je pourrai donc vous es-

« timer, vous bénir encore, baiser vos mains « rougies du sang des traîtres... Mon Dieu ! je « vous remercie, vous avez éprouvé votre ser- « vante, mais vous lui réserviez encore du « bonheur et de la joie...

« Maurice, voici les ordres que je suis char- « gée de vous transmettre : partez pour Paris « demain, sous un autre nom que le vôtre, « n'importe lequel ; restez deux jours caché « dans votre hôtel : un homme s'y présentera, « qui vous dira : *Bilmont et Providence.* Vous « pouvez vous fier à lui. Ici, tout est préparé « pour vous recevoir... Adieu ! puisse le ciel « favoriser nos pieuses entreprises ! »

Henri était suffoqué d'étonnement et de colère ; il resta quelques minutes absorbé par la violence de ses sensations ; puis il se leva. — Allons, ma belle fanatique, à nous deux la partie maintenant... Ruse contre audace, nous changeons l'ordre, mais qu'importe, je puis bien prendre un instant celui d'une femme. Ah ! vous voulez du sang ! eh bien ! nous verrons... Henri approcha la lettre de la lumière, et la brûla sans le moindre remords ; et pourtant c'était un homme d'honneur que l'architecte.

Au Lac, on était mortellement inquiet de cette absence prolongée. Le commandant et Maurice allaient monter à cheval, pour se mettre à sa recherche, et Livia le bouda toute la soirée. Elle s'en voulait de ses craintes, et désirait lui faire payer cher de l'avoir ainsi tourmentée; mais ses bouderies et son humeur ne firent pas la moindre impression sur l'architecte; il avait bien autre chose à penser! En rentrant, son plan de conduite était invariablement fixé : assis gravement dans son fauteuil, il se fit cette question :—Quel âge a Maurice? vingt-sept ans; c'est un peu jeune! mais, après tout, il y a des gens précoces... Puis, il s'approcha de son bureau, chercha dans les journaux de la semaine, celui qui indiquait la composition du ministère du 9 août. — C'est bien cela... Et Henri, devenu d'un seul coup, solliciteur et diplomate, se mit à écrire une lettre dont la rédaction lui coûta sans doute prodigieusement, car il s'arrêtait à chaque minute, ébouriffait ses beaux cheveux noirs, et paraissait aussi embarrassé qu'un collégien qui va, pour la première fois, demander une danseuse. Il traça d'une main un peu tremblante une lettre passablement longue. —Voilà qui est bien, dit-il ; maintenant, nous verrons s'il est de règle invariable de perdre la mémoire en arrivant au pouvoir.... Cette lettre ne fut confiée à aucun domestique : Henri alla lui-même la porter à la poste jusqu'à Amboise, où il prétendait avoir à faire.

La grande question du départ ayant été agitée de nouveau, Henri ne la combattit ni ne l'approuva ; il ne fut pas question de madame Delaury. Maurice ne s'expliqua point sur ses projets ; son amour-propre était un peu piqué, car ses nobles amis, les révoltés de la Vendée, ne lui faisaient passer aucun avis. Seulement il répéta, pour la centième fois, qu'il voulait aller à Paris. Henri se mit gaiement à l'œuvre pour presser l'achèvement des travaux indispensables ; il alla même jusqu'à vouloir se charger des préparatifs du voyage, et déclara qu'à moins de laisser le plus grand désordre dans ses affaires, M. de Maussion ne pouvait songer a quitter La Chaise avant une semaine... Cette impossibilité qu'on lui montrait, amena sur le visage de Maurice une grimace hypocrite ; mais il la reconnut, accabla Henri de détails, d'ordres à donner, et celui-ci accepta tout avec une complaisance bien digne d'éloges, et il riait, l'excellent Henri, quoique l'inquiétude dût rester dans son cœur, jusqu'à ce que la victoire fût assurée.

VI.

Le Choix d'un Parti.

Cette semaine de répit était presque écoulée, lorsque Henri et Maurice remarquèrent, en arrivant au Lac, un air d'activité et de désordre qui leur parut extraordinaire. On allait et venait, on descendait des caisses, des cartons, c'était un brouhaha à ne plus pouvoir s'entendre. Louise, qui sortait de la chambre de sa maîtresse, emportant une tasse de tilleul, manqua renverser M. de Maussion, qu'elle alla heurter de toute sa force; elle était si troublée, qu'elle s'enfuyait sans s'excuser; mais Henri la retint par le bras.

— Qu'y a-t-il donc ici? demanda-t-il.

— Madame est malade, et malade parce que nous partons, répondit-elle.

— Vous partez! et où allez-vous?

Maurice n'attendit pas la réponse; il était déjà chez Livia, qu'il trouva à peine remise d'une longue attaque de nerfs.

Quand elle l'aperçut, elle courut vers lui, ranimée par sa présence.

— Je pars, je vais partir, s'écria-t-elle avec douleur, puis elle fondit en larmes.

— Ah! je vous en conjure, madame, calmez-vous; expliquez-moi ce départ que je ne comprends pas.

— M. Delaury est nommé sous-intendant militaire; je quitte le Lac, je ne le reverrai plus peut-être; hélas! j'y ai été si heureuse!

— Mais où allez-vous? grand Dieu!

— Ah! bien loin! dit-elle avec une expression déchirante.

Dans ce moment, Henri et le commandant entrèrent ensemble dans la chambre.

— Je vois, mon cher ami, que vous savez déjà la nouvelle; vous vous êtes aperçu, sans doute, qu'elle ne produit pas un heureux effet ici. J'espère que vous ferez entendre raison à cette mauvaise tête, qui s'exalte et se désespère depuis ce matin, comme s'il s'agissait d'aller en Amérique. Au lieu de cela, je ne quitte point l'intérieur de la France : je suis nommé à L....., cinquante lieues seulement; je suis très bien traité, et Livia est une ingrate. Je pouvais être envoyé en Alger, en Corse. Elle regrette ses amis, c'est tout simple, mais vous lui écrirez, n'est-ce pas, messieurs, que vous lui écrirez exactement?

Livia n'écoutait pas son mari; les yeux fixés sur Maurice, on eût dit qu'elle attendait et recevait de lui des consolations plus intimes et bien plus efficaces, car elle se calmait par degré.

— Quand comptez-vous partir, commandant?

— Mais dès demain, et Livia aussitôt que j'aurai trouvé pour elle un logement convenable, ce qui ne sera pas long, j'espère. Je vous confierai ma femme, mon cher Henri; vous veillerez sur elle, n'est-ce pas? et vous empêcherez cette maudite tête de travailler. Voyez comme elle est abattue maintenant!... Pour rien, je refuserais cette nomination; et cependant, je ne suis point assez riche pour vivre ainsi. Je n'ai rien à laisser à Livia qui, insoucieuse de l'avenir, ne s'occupe pas de ce qu'elle ferait, si je mourais, moi, et qu'elle se trouvât sans ressources... Ceci était dit d'une voix basse et pleine d'émotion.

Henri qui avait accepté de bon cœur le dépôt du commandant, s'arrangea si bien que, pendant le peu de jours que Livia resta au Lac après son départ, Maurice ne la vit jamais seule. Il avait remarqué en Louise un redoublement de gaieté, de pétulance; il lui échappait, à chaque instant, quelques malices dont tout le monde riait, excepté Livia. Elle mettait un zèle extrême à surveiller les emballeurs, et ne restait pas un seul instant inactive.

— Mon Dieu! Louise, que vous paraissez heureuse! lui dit Henri.

— Je le crois bien, répondit-elle, en continuant de fermer un coffre ; il y a cent à parier contre un que je verrai tous les jours mon mari à L.....

— Vous êtes mariée ! dit-il, avec surprise.

— Mais oui. Vous semblé-je donc trop folle ou trop sage ?

— Rien de tout cela ; mais je ne l'aurais jamais deviné.

— Je le crois bien. Cette maison est pleine de mystères ; et, pour arriver à la vérité, il faudrait presque prendre le contre-poids des positions apparentes de ceux qui l'habitent.

— Ceci ressemble aux oracles, Louise ; voyons, tâchez de vous expliquer plus clairement.

— Laissez-moi, dit-elle en s'en allant, je me connais, j'aime à bavarder, et je m'en repentirais.

Quand Henri revit Livia, il lui parla de sa découverte.

— Louise a en effet pour mari un excellent jeune homme, répondit-elle en rougissant.

Elle paraissait si embarrassée, qu'il n'osa questionner davantage. De bizarres soupçons

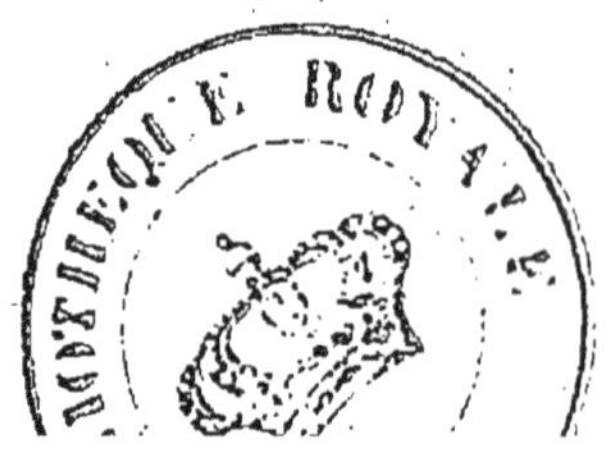

s'étaient établis dans l'esprit de l'architecte ; mais il ne les communiqua point à Maurice, et se contenta d'observer Livia plus soigneusement encore.

Madame Delaury pleura peu en se séparant de Maurice. Il faut quelquefois l'absence pour révéler au cœur d'une femme toute la profondeur de son affection. Les adieux eurent même une nuance de froideur et de contrainte; Livia avait compté sur quelques efforts pour le voir seule, et Maurice l'accusa presque de coquetterie ; car, d'abord boudeuse et fantasque pour Henri dont la présence lui donnait des impatiences qu'elle dissimulait assez mal, elle avait fini par se montrer bonne et affectueuse.

Madame Delaury partie, il ne restait plus à M. de Maussion qu'à commander des chevaux de poste ; c'est ce qu'il fit. Le départ fixé pour le lendemain, Henri le quitta inquiet, et assez embarrassé de son rôle. Comment éviterait-il ce qu'il redoutait si vivement? l'arrivée de chaque courrier lui avait donné de violentes émotions de craintes et d'espérances ; mais il avait attendu en vain, et, quoiqu'il ne se sentît pas découragé, Henri en était à ce point, où s'apercevant qu'il a trop compté sur un auxiliaire qui lui manque, l'homme de tact et de résolution cherche à s'en tirer par un coup décisif. Huit heures sonnaient; c'était à onze que l'on devait se mettre en route. Henri descendit dans la cour : la chaise de poste était encore dans la remise; Baptiste, un des gens du comte, s'occupait à la nettoyer. Henri s'approcha.

— Cette chaise est-elle solide? demanda-t-il.

— Je réponds qu'elle conduirait monsieur sans accident jusqu'à Saint-Pétersbourg.

— Eh bien! Baptiste, dix louis pour toi si tu brises l'essieu en la sortant d'ici.

— Monsieur plaisante.

— Non, je parle très sérieusement.

— Alors, dit-il en se grattant l'oreille, monsieur propose des marchés bien avantageux.

— Les accepte-tu?

— D'abord je voudrais savoir s'il est nécessaire d'avertir M. le comte de la fantaisie de monsieur.

— Non, avec lui comme avec tout autre, discrétion complète.

— Je n'ai pas le courage de refuser monsieur.

Henri plaça dix louis dans la main du domestique, mit un doigt sur sa bouche, et s'éloigna en fredonnant avec indifférence.

La promenade de l'architecte dura près d'une heure. En rentrant, il trouva M. de Maussion qui marchait à grands pas dans la galerie, se plaignant de la lenteur de ses gens, de la chaleur de la matinée; tout allait mal...

Mais Henri devina très bien que les choses qui paraissaient l'irriter davantage, n'étaient pourtant pas celles qui l'occupaient le plus. Que de fois on pleure en avouant tout haut un chagrin qu'on ne ressent point quand un autre brûle et dévore!

— Comprenez-vous, dit Maurice avec amertume, que de B... de g... B... L... ne m'écrivent pas un seul mot? comptaient-ils donc que j'irais me jeter en Vendée, sans l'ordre, sans l'avis d'un chef quelconque?... en vérité, il eût fallu être fou!...

Henri ne répondit pas.

— Certes, continua Maurice en s'animant davantage, il y a de l'insulte dans cette indifférence que me témoigne un parti vers lequel j'étais entraîné cependant...

— Si vous dites vrai, répondit Henri avec une sorte d'insouciance, j'en conclurai qu'il y a des gens qui, sachant très bien être dupes, trouvent encore du plaisir à l'être.

— Que voulez-vous dire, Henri?

— Vous savez, Maurice, que nous sommes convenus de ne jamais parler politique.

— Mais expliquez-vous, de grâce?

— Permettez une seule question, et répondez-y franchement : êtes-vous ambitieux?

Maurice hésita...

— Oui et non; mais je sens très bien que j'ai la soif de la distinction, bien plus encore celle du bonheur...

—Alors, mon cher Maurice, vos dédaigneux amis vous ont rendu un signalé service en ne vous associant point à l'œuvre impossible qu'ils tentent aujourd'hui.

— Pourquoi cela?

— Parce que vous n'auriez trouvé ni distinction ni bonheur dans la route que leur silence vous ferme.

— Ceci demande une explication, Henri.

— Voici ma pensée tout entière... Je suis convaincu que la distinction s'obtient seulement dans la carrière où nos facultés nous poussent; et les vôtres, Maurice, ne feront de vous ni un soldat d'exécution ni un prudent chef de parti; enfin, votre bravoure a trop d'élégance et de bon goût pour être convenablement placée à la tête ou dans les rangs d'une horde d'hommes grossiers, armés, à l'improviste, de fourches et de bâtons; indisciplinés, farouches, avides surtout de sang et de pillage... Pour vous, Maurice, le bonheur est dans le succès; car vous avez non seulement l'orgueil qui trouve sa récompense dans la satisfaction d'avoir noblement agi, mais encore la vanité qui cherche et désire tous les suffrages. Eh bien! mon ami, le succès est impossible en France, où le ridicule a passé... Lisez la sotte échauffourée de Grès-Neuville, ajouta-t-il en remarquant un geste d'incrédulité. Ainsi, je le répète, en doutant de vous, vos amis ont manqué d'adresse ; ils peuvent s'en accuser comme d'un péché d'habitude, et je suis sûr qu'ils ont fait tort à la cause qu'ils servent ; vous vous seriez battu, vous auriez marché avec autant de courage que si vous aviez eu la foi fanatique de vos ancêtres ; mais puisqu'ils vous ont méconnu, tant mieux, mille fois tant mieux ; moi qui vous aime, Maurice, je m'en réjouis de toute mon âme.

En établissant ce point de départ, puisqu'on ne m'appelle pas, je ne puis aller dire : je vous apporte mon sang, ma vie. En persuadant à Maurice qu'il devait se regarder comme offensé, Henri avait fait preuve de finesse ; le principe faux une fois admis, le reste a toujours un air de vérité.

Après une longue pause, Maurice releva la tête qu'il tenait appuyée sur sa main, et dit d'une voix triste : — Ainsi je dois rester inactif, ajouter les jours aux jours, sans but, sans projet ; mais cela est odieux, Henri !

— Je suis de votre avis, mon cher Maurice ; mais qui vous force à ce rôle indigne de vous ; il dépend de votre volonté d'en jouer un autre plus noble, celui d'un homme marchant, avec mesure et conviction, vers un progrès que vous jugez vous-même inévitable; acceptant franchement, pour lui et pour les siens, toutes les conséquences d'une régénération appelée par tous les cœurs chauds, par toutes les âmes pures et enthousiasmées; consacrez à votre pays les moyens éminens dont vous êtes doué, cette sève de jeunesse et de vie qui bouillonne en vous. N'affectez plus de ne la pas comprendre, cette France de 1830, si impatiente, si énergique, en brisant les liens vieillis qui entravaient sa marche; sublime de calme lorsqu'elle a rompu le bâillon avec lequel on étouffait la voix sonore et retentissante, qui répétait partout *liberté!* et trouvait un écho jusqu'aux extrémités du monde.

— Henri, vous êtes toujours l'enthousiaste de Naples et de Milan; je vous retrouve.

— Ne plaisantons pas, Maurice; vous le croyez possible ce perfectionnement auquel je vous dis de prêter l'appui de votre intelligence. Vous le voulez pour les individus, pourquoi donc une nation en masse en serait-elle déshéritée ?

Maurice allait répondre, quand un bruit inattendu attira les deux jeunes gens à la fenêtre. Baptiste était debout devant la chaise de poste dont une roue venait de se briser en éclats.

— Que le ciel te confonde, imbécile ! cria Maurice. Puis, accablé, découragé, il couvrit son visage de ses mains, et alla tomber sur un fauteuil. — Rien ne me réussit ! rien ! répéta-t-il avec amertume. Il y aura de la fatalité dans ma vie.

Un laquais parut ; il apportait le journal et un énorme paquet timbré du ministère. Henri rougit, pâlit ; il tremblait comme un coupable.

Maurice brisa le cachet avec lenteur ; sa figure exprimait la plus profonde surprise. Tout à coup, il se leva avec vivacité, et, s'avançant vers l'architecte, il s'écria : — Henri ! mon cher Henri, je vous le donne en cent ; devinez ce que contient cette dépêche.

— Un ordre d'exil ?

— Pas du tout.

— Une confiscation de vos biens de Vendée?

— Vous n'y êtes pas! Apprenez que je suis dans la plus haute faveur; et, si nous étions encore au temps des fées, je jurerais qu'une de ces puissantes dames est amoureuse de vous, que vous l'avez expédiée dans le cabinet du ministre pour en rapporter la conclusion de votre magnifique discours.

— Je renonce à deviner.

— Eh bien, mon cher, je suis nommé préfet!... Il y a bien certainement de l'erreur ou du sortilége dans cette affaire.... Il relut. — Cependant, c'est bien moi: Maurice Armand, comte de Maussion.... Je m'y perds!

Henri jouait la surprise avec un naturel exquis. Les yeux fixés sur Maurice, il cherchait à deviner sa pensée.

— Eh bien! vous....

— Je... je refuse... Il y aurait peu de délicatesse à moi d'accepter un tel poste sous un gouvernement qui ne peut m'inspirer aucune simpathie.

Il y avait de l'émotion, une sorte de joie

nerveuse dans la voix du jeune homme; Henri, avec raison, ne se regarda pas comme battu.

— Si vous n'acceptez pas, vous ferez grand plaisir à quelque solliciteur. Préfet à vingt-sept ans! Vraiment, je conçois très bien que votre modestie puisse s'en alarmer.

— Ainsi, vous pensez que ce choix doit beaucoup flatter mon orgueil?

— Sans doute... Allons, Maurice, écrivez de suite votre refus.

— Un moment, Henri; puisque, grâce à ce butor, le départ ne peut avoir lieu aujourd'hui, nous déjeunerons si vous le permettez.

M. de Maussion se leva, donna des ordres. Henri prit la dépêche ministérielle, il y jeta les yeux avec négligence, puis un cri lui échappa; Maurice s'était avancé avec impétuosité.

— Qu'y a-t-il? qu'avez-vous? parlez donc...

Henri se taisait, ses mains qui tremblaient, et chiffonnaient la lettre, semblaient vouloir la dérober... le diable venait de lui jouer le plus malin tour; Henri était furieux... bouleversé, anéanti; il en vint à se demander s'il valait mieux que Maurice fût un révolté qu'un séducteur.

Maurice arracha le papier, et relut avec attention. Dans le premier moment, il n'avait vu que la nomination; cette fois, le nom de la ville le frappa comme Henri, c'était L.....

— Livia! ah! Livia! s'écria-t-il; puis la pâleur de la mort se répandit sur son visage, un silence expressif et sombre régna entre les deux amis.

— Je vous le disais bien, Henri, la fatalité s'attache à moi... Je crois à l'inévitable... notre sort est tracé, il faut le subir... J'accepte, tout est dit. C'est le démon qui me pousse... Je la reverrai, je vivrai près d'elle...

Puis, sa tête s'affaissa sous le poids de son émotion.

— Maurice, dit Henri, si la fatalité ne menaçait que vous, il y aurait peut-être du courage à l'affronter; mais Livia...

— Ah! je la défendrai contre moi, contre elle-même; je serai heureux, heureux de sa seule présence...

— Et croyez-vous donc que M. Delaury sera toujours aveugle ?

— Non ; mais il ne pourra s'offenser d'une affection qui restera pure, dussé-je en mourir...

— Et Geneviève ?

— Elle m'oublie ; je ne la crains plus. D'ailleurs, ajouta-t-il avec plus de force, il me faut Livia, la douce intimité de Livia, ou les chances hasardeuses d'une guerre civile : le repos me tuerait à présent...

VII.

Une Soirée militaire.

Livia trouva M. Delaury enchanté de ses arrangemens d'installation; son air de joie, d'activité satisfaite lui donnait tant d'humeur; il y avait, comme d'habitude, si peu d'harmonie dans leurs dispositions, que, pour ne pas laisser échapper les paroles désobligeantes qui se pressaient sur ses lèvres, Livia se retira chez elle sans donner un regard aux objets que lui vantait complaisamment son mari. Vous serez heureuse, bien heureuse, lui répétait-il, sans deviner combien il la faisait souffrir... La fatigue du voyage lui procura un de ces sommeils de plomb, dont on sort la tête lourde, le cœur gros, les membres engourdis; le réveil de Livia fut affreux; mais, comme tous les êtres extrêmes et passionnés, elle trouvait une sorte de volupté dans les torturantes émotions que faisait naître d'inutiles regrets. Tout ce que son imagination redoutait devenait une réalité cruelle, son âme s'exaltait par degrés; elle parvenait à une telle intensité de douleur et d'angoisse, qu'il semblait à la voir ainsi, qu'une puissance malveillante venait lui souffler le désespoir. Incapable d'analyser ses sensations, de juger sainement de sujets d'alarme, Livia arrivait à ce point où les convulsions de l'âme auxquelles elle se livrait menaçaient sa raison ou sa vie. C'était le délire d'un esprit faible, d'une tête de feu, qui ne reconnaissait plus où finissait la vérité, où commençait le mensonge. Comme l'avalanche qui grossit, et roule avec plus de fracas à mesure qu'elle s'éloigne de son point de départ; les pensées de Livia s'imprégnaient d'amertume, troublaient ses facultés, et mettaient dans ses mouvemens ce désordre, cette véhémence que les caractères impétueux savent si mal comprimer. En croyant dompter cette tumultueuse agitation, cette fièvre du cerveau, Livia s'imposait une sorte d'indolence extérieure, qui pouvait bien tromper les indifférens, mais dont l'observateur eût frémi, car elle dévoilait une horrible lutte où devait succomber cette femme ainsi livrée à ses propres conseils, ne s'appuyant que sur des résolutions enthousiastes, ne rêvant jamais que l'impossible; Livia devait se précipiter, en aveugle, vers les douleurs qui l'épouvantaient le plus. Enveloppée de son indifférence factice, dédaigneuse de tous ces petits intérêts dont on s'occupait autour d'elle, intérêts qui devraient être les seules jouissances de la femme, si elle entendait la vie. Livia, dévorée de ses pensées, resta huit jours entiers paisiblement étendue sur sa chaise longue. Cette apathie semblait justifiée par sa mauvaise santé; mais peut-être cette santé, que M. Delaury déplorait si fort, ne devait-elle ses nombreux accidens qu'à une volonté bien positive de n'y apporter aucun remède. Un matin, qu'un évanouissement de quelques heures avait encore ajouté à sa langueur, Louise vint lui dire que M. Delaury demandait la permission d'introduire une visite; elle allait refuser, mais la porte se trouvait entr'ouverte, et dans la glace, elle aperçut la bonne et aimable physionomie de l'architecte.

— Ah! venez! venez! cria-t-elle vivement.

Henri entra, M. Delaury le précédait; les yeux de Livia cherchèrent en vain un troisième personnage : Maurice ne parut pas.

— Ma chère Livia, dit le commandant, voilà Henri, qui, ne pouvant vivre sans vous, s'est décidé à venir vous retrouver.

— C'est un dévouement dont je lui sais gré, répondit Livia en souriant, car elle comprenait très bien qu'un motif plus naturel avait déterminé ce prompt voyage. Un pressentiment de bonheur avait répandu sur ses joues une teinte animée qui la rendait jolie.

— Je vous préviens, ma chère, que ce n'est pas seulement à la présence de Henri que se borneront les bonnes fortunes de la journée, vous pouvez vous préparer à une autre surprise, et moi qui vous parle, j'ai peine à croire que je ne rêve pas tout éveillé...

Livia devint tout-à-fait rouge. — Parlez, dit-elle avec une insouciance menteuse, l'annonce d'un plus grand bonheur ne me fera pas mourir de joie à présent.

— Du tout, je ne dirai plus un mot, puisque vous êtes si froide; peut-être M. de Maussion vous arrachera-t-il quelques mots de félicitation. Je l'entends...

Livia venait aussi de reconnaître les pas de Maurice; il lui sembla qu'un froid subit se glissait dans ses veines; son âme parut vouloir s'échapper, il ne lui resta plus qu'un sens : la vue; tous les autres étaient anéantis, confondus dans celui-là; ses regards craintifs et curieux s'attachèrent sur ceux de Maurice qui s'avançait; elle y lut du trouble, mais du bonheur, un bonheur indicible....

— Madame, dit Henri, permettez que je vous présente M. le préfet de L...

Livia n'osa se livrer si promptement à une pareille espérance; elle se leva avec vivacité, comme si tout à l'heure on ne l'avait pas vue mourante.

— Ah ! je ne vous crois pas, Henri ; M. de Maussion, préfet? ici? Non! cela est impossible...

— Rien de plus vrai cependant, dit Maurice en pâlissant un peu, car il sentait des remords s'élever dans sa conscience politique.

Livia joignait ses mains avec enthousiasme ; elle était radieuse ; toutes les craintes, tous les fantômes de son imagination souffrante disparurent à la fois ; elle eût voulu être à genoux pour remercier Dieu.

— Décidément, vous êtes la plus chaleureuse patriote que je connaisse, dit M. Delaury, et vous voilà dans l'état où se trouve le diable quand il vient de gagner une âme. Les femmes sont vraiment d'inexplicables créatures ! Voyons, calmez-vous maintenant, vous n'avez pas prononcé deux paroles depuis votre arrivée, vous allez vous épuiser. — Henri, dites un peu ce qu'il faut faire prendre à cette mauvaise tête, qui, hier, était comme une folle, et repoussait jusqu'à cette pauvre Louise.

— Je ne veux rien prescrire, dit Henri,

peut-être me traiterait-on comme elle, surtout si j'ordonnais du repos.

— Certainement que je ne vous écouterais pas, dit-elle en se levant.

— Ah ! restez, de grâce ! s'écria Maurice, qui, frappé des ravages que ces huit jours d'absence avaient opéré sur la figure de la jeune femme, la regardait sans oser parler, tant sa voix était émue.

— Ne craignez rien, dit Livia, je me sens forte, et mon cher docteur a beau faire la moue, je veux aller avec vous jusqu'au salon ; il me semble que cette chambre a un air de malade très peu en harmonie avec les dispositions que vous devez apporter.

Personne n'osa plus la contrarier ; Henri lui donna le bras, tout en la grondant sérieusement.

— Vous croyez peut-être, dit Livia, que je vais vivre confinée dans ma chambre, à présent que je n'ai plus mon joli parc et le délicieux bosquet des tilleuls? vous vous trompez, et M. Delaury a merveilleusement pourvu au soin de me faire faire de l'exercice malgré moi ; mon appartement est distribué avec tant d'art, que, calcul fait, dans une journée un peu active, je pourrais bien avoir parcouru une distance d'une demi-lieue. Mon salon est au rez-de-chaussée, ma chambre à coucher au premier, les bureaux de monsieur, au fond du jardin, et le reste aussi merveilleusement entendu. De plus, mes hôtes, honnêtes hôtes très occupés d'affaires, habitent la moitié de la maison. De sorte que nous allons vivre tous ensemble comme une véritable tribu de Bohémiens. Il faut ajouter que, pour trouver ces avantages réunis, M. Delaury a dû partir huit jours avant moi, et ne s'est décidé, comme vous savez, qu'après un examen approfondi de toutes les localités....

M. Delaury ne se fâcha point, il y avait tant de gaieté dans les moqueries de Livia, elle paraissait de si bonne humeur, que pour rien au monde il n'eût voulu l'affliger. M. de Maussion et son ami acceptèrent à dîner; et cette journée, que Livia avait commencée avec de si mauvaises dispositions, eût été une des plus heureuses de sa vie, si un nuage ne l'avait troublée.

— Eh bien! Livia, dit M. Delaury quand il fut seul avec sa femme; vous n'appelerez plus L... une odieuse ville. Voyons! montrez-nous un visage riant, et tâchez de vous bien porter; vous avez retrouvé vos amis; et, puisque l'amitié est votre passion, à vous, il ne vous manque plus rien; pour mon compte, je me félicite de ce hasard dont la Providence s'est mêlée, sans doute; car c'est vraiment un miracle que les yeux de M. de Maussion se soient ouverts... Je souffrais de lui savoir des opinions si peu en harmonie avec les nôtres; Henri est fou de la joie que cette conversion lui donne. Ainsi, nous sommes tous contens.

— Oui sans doute, répondit-elle avec embarras... Elle prit son bougeoir et allait se retirer. M. Delaury passa un bras autour de sa taille, et voulut l'embrasser. Elle resta froide, pâle, et fit un mouvement d'effroi... La figure de M. Delaury changea tout à coup, l'expression d'une tristesse profonde remplaça cet air d'expansion si plein de franchise et de bonté. Ce fut lui qui s'éloigna.

— Livia, dit-il avec une sorte de résignation amère et le rouge de l'orgueil sur le front, je ne veux pas vous contraindre; vous êtes libre, parfaitement libre de vos caresses, et vous me devez cette justice de croire à ma parole. Je vous assure que je n'avais point le projet de revenir sur des résolutions que j'ai depuis long-temps reconnues inébranlables... Il la salua froidement, et s'éloigna, le cœur ulcéré, mais calme en apparence.

D'abord, Livia resta quelques minutes accablée sous le poids d'une sorte de remords... — Malheureuse! malheureuse! s'écria-t-elle avec désespoir... Puis son cœur se gonfla, elle pleura long-temps, la tête appuyée sur le dos de son fauteuil. Si sa femme de chambre n'était venue la chercher, elle serait restée là toute la nuit, perdue dans ses mélancoliques rêveries.

Les habitudes de nos personnages restèrent long-temps ce qu'elles étaient à La Chaise; chaque jour les réunissait quelques heures que le nouveau préfet volait sans scrupule à ses administrés; ils fréquentaient les mêmes réunions, partageaient les mêmes plaisirs. Livia, un peu mieux portante, comprenait très bien que Maurice se devait aussi au monde qui s'occupait beaucoup de lui; et, pour en être séparée le moins possible, elle s'arrachait à sa paresse et suivait son mari dans ces fêtes où, dominée par une pensée unique, ses regards distraits et fatigués se ranimaient par la présence de Maurice. Quand les soins du jeune homme s'adressaient ailleurs qu'aux femmes dont la réputation de laideur et de maussaderie était parvenue jusqu'à elle, il y avait tant de souffrance sur son pâle et doux visage, tant d'émotion dans sa voix, en répondant aux questions les plus simples, que Maurice inquiet, tremblant pour elle, accourait derrière son fauteuil, et n'osait plus la quitter de toute la soirée. Aussi, cette femme, si pure encore aux yeux de Dieu, si respectée par celui qui l'aimait, était déjà flétrie par l'opinion. Leur intelligence faisait le sujet de tous les discours; et l'imprudence de Livia, qu'on appelait de l'audace, excitait parfois autour d'eux, ce bourdonnement d'indignation qui, comme l'éclair précurseur de l'orage, menace longtemps avant que d'écraser de son poids la malheureuse qui ose le braver, et semble dormir au bruit de la foudre bercée par les illusions de son amour.

M. Delaury ne voyait rien; on eût dit qu'une cécité morale avait frappé son intelligence. Ses oreilles paraissaient fermées; son front chauve restait calme. Henri lui-même avait cessé de veiller sur Maurice; ses habitudes changeaient, l'inaltérable gaieté de son caractère avait fait place à une préoccupation rêveuse; souvent les yeux attachés sur Livia, il restait des heures entières complétement étranger à ce qui se passait autour de lui. Ses visites chez madame Delaury étaient toujours aussi fréquentes; mais il s'enveloppait de froideur, semblait malheureux, et personne ne l'interrogeait sur ses souffrances. M. Delaury n'avait pas cette délicate sensibilité qui fait deviner la douleur; et Maurice, qui retrouvait toujours dans l'architecte le même dévouement, la même affection, d'ailleurs tout occupé de Livia, ne remarquait point l'altération de son ami.

Un jour, que M. Delaury et Maurice assistaient ensemble à un dîner offert au conseil de révision, Livia pria l'architecte de la conduire au jardin de l'évêché, promenade qu'elle affectionnait de préférence; là, son œil d'artiste pouvait planer sur un horizon immense, d'une richesse, d'une variété dont rien ne peut donner l'idée. Ils s'assirent tous deux, préoccupés de leurs sensations intimes; la Vienne coulait à leurs pieds, transparente et monotone; le vent roulait des nuages d'azur et de pourpre; la scène était imposante et grave; aussi Livia s'égarait-elle dans de fantastiques rêveries. Il y avait autour d'eux une profusion de beautés, une si grande abondance de lumières que les arbres de l'autre rive en paraissaient inondés. Henri admirait ce magnifique paysage; puis il jetait parfois un regard furtif sur la mobile et grâcieuse figure de la jeune femme, qui, livrée à sa muette exaltation, semblait avoir oublié sa présence. Elle appuyait sur l'une de ses mains son front brûlant et plein de pensées. Une heure entière s'écoula ainsi. Déjà le soleil était couché; on entendait ces bruits vagues du silence; tout était harmonieux, poétique; quand Livia se réveilla de son extase, elle regarda autour d'elle d'un air inquiet. M. Delaury et Maurice avaient promis de les rejoindre ensemble ; le premier parut bientôt, mais il était seul.

— Je suis sûr, dit-il en les abordant, que vous aviez quitté la terre. Cette soirée est délicieuse.

— Si belle, dit Henri, que je regretterais de la voir finir, si l'espérance d'en revoir une autre ici à cette place ne restait pour me consoler... Mon cher monsieur Delaury, dites-moi ce que vous avez fait de Maurice?

Les yeux de Livia semblèrent remercier Henri d'avoir fait cette question qui brûlait ses lèvres.

— Nous revenions ensemble, répondit-il, quand on est venu le prévenir que quelqu'un le demandait ; il doit venir nous trouver ici ; mais je pense qu'à présent le voisinage de la rivière serait malsain pour Livia ; nous allons partir.

— Oh! non, répondit-elle vivement ; je n'ai pas du tout froid ; ne craignez rien, mon ami, voyez comme ce châle est épais. Restons encore.

— En vérité, Livia, vous êtes bien entêtée ;

demain, vous serez malade, et demain surtout j'ai besoin de votre santé.

— Pourquoi donc? demanda-t-elle en riant.

— Parce que si vous êtes bonne et gentille, je vous prépare une journée d'activité et d'embarras. Je suis sûr que vous allez faire la grimace.

— Ce serait très possible, dit-elle; mais, voyons, expliquons-nous....

— Demain, mon ancien régiment passe ici...

— Bien! je comprends de reste... et vous voulez recevoir ces messieurs.

— Oui, ma chère, d'abord à dîner quelques-uns, puis le soir tous ceux qui voudront.

— Et je vous assure que tous ne voudront pas.

— Mais pourquoi donc? demanda Henri.

— Pour vous expliquer ceci, dit-elle avec un fin sourire, il faudra que vous fassiez connaissance avec le monde que je recevrai demain.

— Allons, Livia, point de médisance! s'écria M. Delaury. Diable! ce sont de braves gens, vous dis-je, des gens que j'aime, qui m'aiment aussi; vous leur conservez une vieille rancune, que je ne m'explique jamais....

Livia n'eut pas l'air de l'avoir entendu, et peut-être ne l'entendit-elle pas en effet; car Maurice, caché par quelques arbustes, se montra tout à coup; il marchait de manière à perdre haleine, et Livia craignit qu'il ne lui fût arrivé quelque malheur.

— Mon Dieu, qu'avez-vous? dit-elle; vous paraissez bien agité.

— Rien que de la joie, répondit-il; je viens d'embrasser un homme de la connaissance de M. Delaury, et qui s'est de suite informé de ses nouvelles.

— Alors, je devine! s'écria M. Delaury: c'est M. Anatole de Roquevaire.

— Précisément.... — Mon cher Henri, ajouta Maurice, Anatole se réjouit fort de vous retrouver ici.

— C'est très aimable à lui.

Ces mots ne parurent pas dits avec beaucoup de sincérité. L'architecte avait toutes les faiblesses de ceux qui se livrent à des affections exaltées; il craignait que le cœur, en se partageant ainsi, ne perdît de sa chaleur.

Livia aussi avait fait une petite moue ; elle ne l'aimait pas du tout ; cet Anatole n'avait-il pas, par sa présence, empêché Maurice de revenir au Lac après sa visite ; et vraiment elle était ingrate et oublieuse, car c'était ce même Anatole qui avait déterminé leur première entrevue.

Enfin personne, excepté M. Delaury, ne semblait enchanté de cette arrivée ; aussi ce fut lui qui demanda ce que M. de Roquevaire venait faire à L....

— Il y passe pour aller aux eaux des Pyrénées, et reste deux jours avec moi, répondit Maurice ; c'est un sacrifice dont je lui sais gré, car il m'a paru fort pressé.

— A merveille ! s'écria M. Delaury ; ainsi Livia, vous voilà un convive de plus pour demain. Vous l'amenerez, mon cher ami !

Au grand regret de Livia, toute la matinée du lendemain fut employée aux soins de maîtresse de maison. Anatole de Roquevaire lui fut présenté, elle le trouva sec, maniéré, et prononça sur lui une de ces sentences dont les femmes reviennent rarement : *Il ne me plaît pas !*

Le soir, le salon de M. Delaury se trouva plein d'habits verts, d'épaulettes brillantes, et plus d'une dignité de garnison vint y poser avec importance. Livia, légère, vaporeuse comme une apparition céleste, allait de l'un à l'autre de ces hommes dont les regards se fixaient sur elle avec une curiosité malveillante; en se retrouvant parmi eux, elle sentait revenir cette timidité craintive qui l'avait tant fait souffrir autrefois; et cependant elle disait à chacun un mot aimable et spirituel qui se perdait dans le bruit des voix, et le cliquetis sonore des pièces d'or ou d'argent qui roulaient sur les tapis; car, fidèles aux bonnes habitudes, messieurs les officiers français aiment encore le jeu.

Fatiguée de ses courses, elle vint s'asseoir près de l'architecte qui jetait sur cette foule bigarrée un coup d'œil scrutateur. En apercevant la jeune femme, il se rappela qu'un jour où il lui vantait la bonhomie, la franchise des militaires entre eux... elle lui avait dit : L'écorce est dorée, voilà tout...

— Savez-vous, lui dit-il, que, grâce aux uniformes, votre salon est éblouissant ce soir;

les femmes y perdent : nos habits noirs valent mieux pour elles.

— Elles s'en consolent, répondit-elle, en remarquant tous les beaux yeux qui les contemplent.

— Je suis sûr que vous vous croyez en arrière de quatre années, reprit l'architecte.

— Ne le pensez pas, dit-elle ; le passé n'avait à m'offrir que des souvenirs pénibles. Tous ces gens dont la parole est brève, l'allure si cavalière, ont les inconvéniens de la vulgarité avec les exigences de la distinction. Leurs formes sont rudes, acerbes pour une femme ; je ne connais rien de pire que de vivre parmi eux.

— Décidément, répondit-il, je dirai, comme M. Delaury, que vous les haïssez.

— Non, je les juge de loin, dit-elle, et très froidement, je vous assure.

— Alors, soyez impartiale, et dites-moi ce qu'est ce beau jeune homme dont la taille est si mince ou l'habit si cruellement étroit ?

— C'est ce que nous appelons un officier de salon, répondit-elle.

— Mais qu'entendez-vous par-là?

— Le jeune homme que vous désignez sait pénétrer dans une réunion sans marcher sur les pieds des femmes, ni déchirer leurs robes avec ses éperons, enfin il pousse la politesse jusqu'à ne jamais jurer ni fumer devant elles.

— Voilà un mérite irrésistible et une éducation complète.

— Dont il est très fier aussi.

— Et cet autre au teint rose et fade, dont les cheveux, les favoris et les moustaches subissent une dégradation d'un blond si incertain, qu'elle se termine par le rouge le moins douteux?

— Vous avez, mon cher Henri, un merveilleux instinct pour reconnaître les supériorités; celle du personnage que vous me montrez, est des mieux établie.

— Dans quel genre, je vous prie?

— Universel, c'est-à-dire qu'il est homme du monde, comme celui dont nous parlions d'abord, et soldat comme cette vieille moustache grise qui, par respect, garde son shako sur la tête. C'est un de ces êtres jaloux sans amour, envieux, sans ambition réelle, rudes, grossiers avec ceux qui les craignent, et passablement courtisans pour ceux qui parlent aussi haut qu'eux; enfin je pourrais peindre celui-ci en deux mots : c'est un sot orgueilleux.

— S'il vous entendait!...

— Il me haïrait un peu davantage...

— Que lui avez-vous donc fait?

— Je l'ai jugé.

— Quoi! dit Henri, dans tout cela pas une âme qui vous ait entendue?

Elle posa son doigt sur sa bouche, et dit d'une voix toute pleine d'une grave émotion :

— Regardez derrière vous, une belle et noble tête dont le front s'avance, dont le regard perçant a tant de misanthropie et de tristesse.... Elle s'arrêta.

— Eh bien!

— Eh bien! il y a là, mais là seulement, entendez-vous? de l'élévation et de la noblesse.

Après cette longue causerie, Livia fut s'asseoir près de la femme du colonel, madame de Flise, qui voyageait avec son mari et ses deux enfans. Elle avait connu Livia fort jeune, et affectait avec elle des airs protecteurs et maternels.

— Vous paraissez très heureuse, ma chère amie, lui dit-elle; je vois autour de vous des hommes qui semblent vous être dévoués.

Les yeux de madame de Flise étaient fixés sur Henri.

Livia la devinait; elle répondit évasivement; et, quand madame de Flise l'interrogea sur les habitués de sa maison, ce fut en tremblant qu'elle nomma M. de Maussion. Pour éviter toute remarque, elle céda sa place à M. Delaury qui s'avançait.

Après les premiers complimens et les exclamations sur le hasard qui les réunissait, madame de Flise s'écria :

— Vous voyez en moi, monsieur l'intendant, une femme très embarrassée de sa journée de demain.

— Vous la passerez avec nous, madame; Livia sera bien heureuse de vous garder... ou plutôt!... — Ah! l'excellente idée! ajouta-t-il en se retournant vers Livia, mortellement inquiète de ce qu'il allait proposer.

Mais il ne s'expliqua point, se leva vivement,

fut prendre le bras de Maurice et celui d'Anatole qui se promenaient ensemble, puis les emmena dans une embrasure de fenêtre. Ils causèrent d'une manière fort animée, puis Maurice vint s'asseoir près de Livia.

— Je suis chargé d'une mission diplomatique, dit-il en souriant.

— Voyons, parlez, je suis très mal disposée ce soir; vous échouerez sans aucun doute.

— Oh! non, si je vous prie.... Et il la contemplait avec tendresse.

— Voilà déjà que je me sens ébranlée, dit-elle avec un regard caressant.

— Eh bien! M. Delaury veut faire demain une partie de campagne pour distraire, je crois, la dame à qui vous parliez tout à l'heure. Mais il craignait que vous n'ayiez quelques objections à lui opposer...

— J'en aurais beaucoup, en effet; mais puisque cela l'arrange, je ne dirai pas un mot.

— Vous viendrez, n'est-ce pas?

— Sans doute.

— Et vous promettez de vous amuser?

— Mais, oui, puisque nous serons tous ensemble.

— Ainsi, M. Delaury peut faire ses invitations? Je vais l'en prévenir.

Il s'éloigna, et Livia le suivit long-temps du regard.

Deux heures après, le salon de Livia se trouvait complétement désert. La maison bruyante et animée était redevenue silencieuse; Louise déshabillait sa maîtresse mourante de sommeil et de fatigue. On frappa légèrement à la porte de la chambre à coucher; Louise fut ouvrir, et laissa entrer : c'était M. Delaury.

— Ma bonne Livia, dit-il, vous me voyez tout-à-fait malheureux; je viens de décacheter le paquet arrivé par le courrier de ce soir, il contient un modèle de travail que le ministre exige de suite. Je ne pourrai vous accompagner demain.

— Alors, vous me permettrez de rester aussi, j'espère; il serait fort ridicule que j'allasse seule.

— Vous n'y pensez pas, ma bonne amie! Sous la protection de madame de Flise, qui donc oserait le trouver mauvais? D'ailleurs, Livia, songez qu'à présent un refus vous ferait accuser de caprice, c'est moi qui le premier ai parlé de cette partie; elle manquerait infailliblement si vous vous en retiriez.

— Eh bien! qu'elle manque!.., Cette journée a été très pénible pour moi, j'ai besoin de repos...

— Vous avez été bonne et gracieuse pour tout le monde, ma chère, et je vous demande un sacrifice complet; me refuserez-vous, quand je vous en conjure avec instance?

— Oh! non, dit-elle tout émue, car je ne veux pas vous affliger. Puis elle ajouta en réprimant cet attendrissement, mais aussi pourquoi ne pas remettre votre travail?

— C'est impossible.

— Savez-vous, dit-elle en souriant, que votre exactitude est presque de l'impolitesse pour vos amis?

— Vous vous trompez, Livia; la sévérité qu'on apporte à remplir ses devoirs est au contraire une garantie pour eux.

— En vérité, dit la jeune femme, vous êtes si bon qu'ils n'en ont pas besoin.... Maintenant, retirez-vous, continua-t-elle en bâillant; il faut que je me couche.... Puis, croisant avec soin son châle sur sa poitrine, elle vint incliner son front devant lui; car elle se rappelait la douleur qu'elle lui avait causée quelques jours avant, et voulait l'en dédommager.

Ce souvenir le frappa aussi, sans doute; car il hésita et appuya à peine ses lèvres sur ce front satiné, puis s'enfuit sans oser lever les yeux sur elle.

Livia redevint pensive; elle restait immobile à la place qu'il avait quittée.

— Madame ne se couche pas? dit Louise.

Livia s'élança tout attristée sur cette couche moelleuse qui s'affaissa doucement; les rideaux de mousseline se fermèrent, et un profond soupir s'échappa du cœur de la jeune femme.

VIII.

Un Caractère mobile.

Madame Delaury était levée avant le jour; comme toutes les personnes maladives et frêles, elle avait, par moment, une activité, une énergie que sa volonté seule lui imprimait. Un but devant elle, et cette femme aux membres grêles, aux formes de sylphide, eût franchi le monde. Quand Maurice et Henri arrivèrent dans le jardin de Livia, où l'on devait se réunir, ils la trouvèrent entourée de deux petites filles délicates comme elle, et dont elle paraissait la sœur. La figure de Livia, encadrée dans un chapeau de paille, doublé d'une moire cerise doucement colorée par le grand air, était souriante, jolie, mais de cette beauté heureuse et commune que Maurice n'avait jamais remarquée en elle. Les petites de Flise, qui connaissaient Livia depuis long-temps, gambadaient en lui jetant des fleurs, et la jeune femme redevenue enfant, courait après elles, s'amusait de si bonne foi, qu'on eût été tenté de dire, en la voyant ainsi folâtre et animée, voilà une créature pour qui la vie est bonne!... Il y avait dans ses joyeux éclats tant d'insouciance et de jeunesse; elle paraissait avoir si complétement oublié sa mélancolie de la veille, que Maurice en éprouva du ressentiment. Les hommes sont d'étranges personnages, tout le bonheur qu'ils n'ont pas donné les outrage. De larges gouttes de rosée roulaient sur les feuilles inclinées contre lesquelles Livia venait se heurter en courant. Sa robe de mousseline en était humide, ses gants se déchiraient au milieu des ronces;

mais tout l'amusait, tout était jouissance et volupté; quand, accablée de fatigue, elle venait s'asseoir; que, toute repliée sur elle-même, elle alongeait son cou blanc comme celui du cygne pour que le soleil parvînt à le sécher, il y avait en elle, — qui d'habitude était toujours dominée par les sensations intellectuelles, — une sensualité qui le révoltait; il comprenait que son idole, à lui, eût, dans ce moment, inspiré des désirs à l'homme le plus grossier. Pour un observateur, cette colère eût été très amusante; mais Livia ne s'en apercevait seulement pas; ses yeux étincelaient; l'air, les fleurs, ces deux enfans qui l'appelaient du doux nom de Livia, et chiffonnaient sa fraîche parure du matin, tout était charmant, délicieux, parce qu'elle allait faire un petit voyage, que son réveil avait été riant, qu'enfin, elle était bien disposée : peut-être qu'on lui eût fait plaisir en lui montrant des marionnettes. Cependant c'était une femme supérieure, que Livia; et c'est précisément parce qu'elle était supérieure, qu'aucune faculté ne manquait en elle, qu'elle était douée de toute cette riche et mobile nature, dont le mystère ne sera jamais complétement découvert.

Plusieurs personnes arrivèrent successivement; enfin, Anatole de Roquevaire donnant le bras à madame de Flise. Comme si on n'avait attendu que leur présence, on prit de suite les dispositions de départ.

Livia, devenue calme, cherchait Maurice du regard; elle le découvrit à quelque distance, et lui fit signe de s'approcher. Il ne vint pas; croyant qu'il ne l'avait pas vue, elle s'avança vers lui.

— Faites-moi le plaisir de m'apprendre où nous allons, dit-elle, je ne le sais pas encore.

— A la Rochefoucauld, madame, répondit-il, visiter le château de l'auteur des *Maximes*. Le concierge a été long-temps au service du père de M. de Roquevaire, et c'est lui qui se charge de nous en faire les honneurs. Je suppose, au reste, que cela vous importe peu; vous paraissez disposée à vous amuser de tout aujourd'hui, et je vous en félicite.

— Mon Dieu, dit-elle, j'ai toujours remarqué que je finissais mal la journée commencée en riant. Et Livia sentait déjà la joie s'enfuir de son âme en remarquant les regards glacés de Maurice.

Elle restait debout devant lui, attendant peut-être un mot aimable; mais, à son tour, il était distrait, et se mit à admirer les chevaux d'Anatole.

Livia se retira lentement. Henri les observait; elle prit son bras pour revenir près de madame de Flise.

— Venez retrouver vos deux enfans, lui dit-il; depuis que vous en êtes éloignée, votre visage s'attriste.

— Et pourtant, reprit-elle en fixant ses grands yeux sur lui avec une touchante expression de regret, je ne puis jamais être mère, moi!... Sa voix était émue et pleine de larmes.

M. de Roquevaire, qui arriva le premier, fut reçu avec empressement par l'ancien domestique de son père; et quand les autres voitures parurent dans l'avenue, le château, grâce à cette reconnaissance traditionnelle, avait déjà pris un air de fête. Après un déjeuner fait à la hâte, mais qui ne manquait ni de recherche ni d'élégance, on alla visiter la

Rochefoucauld, petite ville salle et boueuse, où les femmes voulurent acheter du fil, parce qu'elles avaient entendu dire qu'il était excellent; puis on revint au château, que l'on parcourut dans tous les sens; le parc fut aussi visité. Mais il ne restait plus rien à admirer, que la journée n'était pas encore à moitié de sa course; et Anatole, qui, de son autorité privée, s'était fait maître de maison, et qui pour cela tenait à ce qu'on parût s'amuser, vint proposer une promenade en bateau, qui fut acceptée après une courte délibération. Pour la varier davantage, il fut décidé que l'on reviendrait en voiture. Les gens eurent l'ordre de se rendre, avec les équipages, à un rendez-vous indiqué par le concierge. Deux barques se trouvèrent prêtes en quelques minutes, et l'on se sépara selon son intérêt ou ses caprices. Enfin, les voiles ayant été déployées, on descendit la Vienne avec une rapidité qui arracha quelques petits cris de frayeur. Puis on débarqua sur une grande pelouse; on se promena long-temps, on admira cette végétation d'une teinte si foncée, particulière au Limousin, ces interminables forêts de châtaigniers, ces prairies placées en amphithéâtres, si bien coupées, si pittoresques. Dans ce pays où l'horizon est borné, les vues courtes, on marche d'enchantemens en enchantemens; car, chaque fois que l'on jette un regard autour de soi, on se trouve pour ainsi dire encadré dans un délicieux paysage.

Lorsqu'on eut gagné le lieu convenu, et qu'on ne vit point les voitures, quelques femmes commencèrent à se plaindre de la fatigue. Anatole, que ce contre-temps désespérait, les engagea à marcher encore un peu, mais on parcourut près d'une demi-lieue sans rien rencontrer, et lorsqu'enfin le bruit des chevaux se fit entendre, il était déjà bien tard. Pour abréger la distance, Anatole s'informa au premier village s'il n'était pas possible de suivre un chemin de traverse; un paysan se chargea d'en trouver un, et toutes les dames remontèrent en voiture.

Celui qu'il avait montré et qu'on prit sur parole, parut d'abord charmant. Fort encaissé et bordé d'arbres touffus, il ressemblait assez à un immense berceau qu'animaient le chant des allouettes et le bourdonnement des insectes du soir. Mais tout à coup il devint pierreux, inégal, et imprimait aux voitures de tels soubresauts, que l'on trembla de les voir se briser. Madame de Flise devina le danger avant qu'il existât réellement, et déclara qu'elle voulait descendre. Livia essaya vainement de lui faire entendre raison, il fallut faire arrêter et se décider à aller à pied. Les autres voitures s'arrêtèrent aussi; toutes les dames suivirent son exemple. Pendant les premiers momens, plusieurs soutinrent avec assez de gaieté le rôle de voyageuses pédestres, mais bientôt la fatigue se fit sentir, et lorsqu'on jugea qu'il n'y avait plus rien à craindre, madame de Flise fut encore la première à vouloir remonter en voiture; elle y était déjà, et Livia allait l'imiter, quand des cris perçans arrivèrent jusqu'à elle. Livia trembla de tous ses membres; car elle savait que le tilbury de M. de Maussion fermait la marche, elle fit quelques pas sur la route et vit accourir Vincent qui, la main ensanglantée, demandait du secours pour son maître resté sur la terre, parce qu'il n'avait pu le relever seul. Il raconta en peu de mots que M. de Maussion, fortement préoccupé, n'avait pas paru entendre les observations qu'il lui avait faites sur les mauvais chemins, et le conseil de descendre inutilement renouvelé deux fois ; aussi, quelques instans après, le tilbury s'était brisé, et M. le comte avait fait une horrible chute.

Tous ces détails n'arrivèrent pas aux oreilles de Livia ; anéantie dès le premier moment, elle se sentit près de se trouver mal, et s'appuya contre un arbre. Puis, tout à coup une pensée rapide lui rendit son énergie, elle s'élança en courant dans ce chemin rocailleux qu'elle avait parcouru tout à l'heure avec tant de difficultés. Lorsqu'elle arriva près de Maurice, elle vit qu'il avait perdu connaissance, elle l'appela, puis pâle, anéantie, posa sur ses genoux la tête du blessé. Alors elle le vit mieux, et crut qu'il était mort. La course de Livia avait été si rapide, que plusieurs minutes s'écoulèrent avant qu'il survînt des secours plus efficaces ; enfin deux domestiques parurent, ils précédaient de quelques pas madame de Flise et une jeune femme allemande. Lorsqu'elles s'approchèrent, Livia ne fit pas un signe, ne prononça pas une parole ; insensible, glacée, elle vit M. de Maussion placé sur un brancard, elle entendit les exclamations de pitié que son état arrachait, sans qu'une seule larme pût se faire un passage. Quelqu'un dit qu'il fallait l'attacher; elle ôta son cachemire et le présenta avec cette raideur de geste qui effraie plus, peut-être, que l'immobilité; c'est encore du mouvement, mais ce n'est plus la vie. Lorsqu'elle eut compris qu'on allait s'éloigner, elle se leva aussi, saisit une main de M. de Maussion et marcha silencieuse à côté du brancard. Madame de Flise vint dire sur le blessé quelques mots doux et consolans; Livia ne répondit pas, ne la regarda point, ses yeux ne quittaient pas un instant le visage de Maurice.

Lorsqu'on arriva près de la calèche, madame de Flise voulut y faire monter Livia, qui n'entendit pas d'abord ce qu'elle disait; mais lorsque madame de Flise prit son bras et voulut l'entraîner, elle jeta un cri si perçant, que madame de Flise, tout effrayée, crut qu'elle était folle, et la laissa faire. Livia n'était pas folle, cependant; mais son cerveau venait d'être comprimé par la violence de ses sensations, une idée lucide et d'une fixité déchirante la dominait tout entière.

Livia marcha pendant plus d'une heure. Ses brodequins de moire s'étaient déchirés, ses pieds saignaient, elle ne s'en aperçut point ; mais le chemin, qui s'était élargi, permettait à plusieurs voitures d'aller de front, et les personnes que l'accident de M. de Maussion touchaient le plus, examinaient Livia avec un étonnement désapprobateur qui n'échappait point à madame de Flise ; mécontente de la voir se compromettre ainsi, elle fit arrêter une seconde fois et tenta un nouvel effort, pour la décider à quitter le brancard. Dans ce moment, l'architecte accourait à franc étrier, un domestique lui avait appris la chute de Maurice. Les spiritueux qu'il apportait opérèrent un prompt résultat ; le malade ouvrit les yeux. Henri se précipita vers lui :

— Au nom du ciel ! Maurice, mon pauvre Maurice, parlez-moi, rassurez-moi, où souffrez-vous ? Ah ! que je suis malheureux de vous avoir quitté.

— Calmez-vous, Henri, répondit Maurice d'une voix assez ferme. Tenez, j'ai cru d'abord ma jambe cassée, mais je vois bien à présent qu'elle ne l'est pas, et c'est probablement le coup de pied que j'ai reçu dans la poitrine, qui m'a fait perdre connaissance.

— Nous saurons la vérité, M. de Roquevaire est allé à la Rochefoucauld chercher un médecin.

La sueur qui coulait sur le front de Livia, avait dérangé les boucles de ses cheveux; ils tombaient aplatis sur ses joues, et lui donnaient une incroyable expression de douleur et d'abattement. L'aimable et douce Allemande la pria de lui permettre de mettre un peu d'ordre dans sa coiffure; elle ôta le chapeau de Livia, lissa ses cheveux, rattacha sa robe; et, remarquant qu'elle tremblait, elle se dépouilla de son châle, et le mit sur les épaules de la jeune femme, qui, incapable de parler, la remercia par un regard reconnaissant.

Le médecin, qui arriva bientôt, jugea comme Maurice l'avait fait lui-même. Pendant toute cette consultation, Livia ne voulut pas quitter l'antichambre, elle entendit le docteur dire, en sortant, qu'il fallait des soins assidus, surtout ne pas songer à transporter le blessé avant le lendemain, encore seulement dans le cas où il n'y aurait pas de nouveaux accidens; et quand Henri eut répondu : Je ne le quitterai pas, je vous en réponds, elle se sentit soulagée, consentit à suivre madame de Flise, qui la conjurait de venir au salon, où l'on songeait au départ.

Avant de quitter le château, Livia trouva moyen de voir Henri seul quelques minutes; elle se jeta presque dans ses bras : — Mais je voudrais rester aussi! dit-elle. Il eut bien de la peine à lui faire comprendre que c'était impossible.

En retournant à L...., madame de Flise parla peu. Livia, occupée de ses craintes, ne le remarqua point; elle ne vit pas non plus avec quelle froideur elle lui rendit son adieu tout plein de regret et de tristesse. Le lendemain, madame de Flise disait, à qui voulait l'entendre, combien ce pauvre M. Delaury était malheureux! — Sa femme s'est compromise hier, aux yeux de vingt personnes, répétait-elle : c'est vraiment d'une impudence à révolter les gens les mieux disposés pour elle.

M. Delaury voulut savoir de suite tous les détails de cette journée ; et la pauvre Livia, pâle, accablée de fatigue, fut encore obligée d'entendre les réflexions de M. Delaury sur cette partie qu'il avait arrangée avec tant de plaisir. Ce fut bien pire encore quand Louise parut pour la déshabiller : elle se mit à torturer Livia, en lui montrant des apréhensions qui n'avaient point encore frappé son esprit.

— Vraiment, disait-elle, un coup dans la poitrine ! Vous ne savez pas, madame, combien cela peut être dangereux. J'ai entendu parler d'un homme très bien constitué, qui est mort des suites d'un pareil accident : personne, avant ce jour, n'aurait jamais pensé qu'il deviendrait poitrinaire...

—Quoi ! Louise, s'écria-t-elle tout effrayée, vous pensez que M. de Maussion mourra ?

— Oh ! mon Dieu, madame, si les choses ne tournent pas précisément comme je le crains, il est à peu près sûr que M. de Maussion ne se rétablira pas complétement : là-dessus, M. Henri vous dira comme moi.

Enfin, Louise voulut bien laisser sa maîtresse, qui ne put trouver un instant de repos ; son sommeil fut agité, et lorsqu'au matin elle se réveilla sans être plus calme, ses membres délicats lui semblèrent brisés, ses pieds étaient gonflés et rouges ; seulement alors, elle se rappela ce qu'elle avait souffert dans sa course.

Livia ne voulut pas quitter sa chambre pendant toute cette journée, elle interrogeait le visage de M. Delaury chaque fois qu'il rentrait ; mais il était tranquille, et paraissait avoir oublié ce qui affectait si vivement Livia. Au moment de se mettre à table, il revint pour la prévenir qu'il ne dînerait pas avec elle.

Livia crut qu'il avait accepté une invitation ; elle se sentit indignée.

— Où donc allez vous? demanda-t-elle avec un amer sourire.

— Je monte à cheval, répondit-il simplement, pour aller au-devant de M. de Maussion ; son état m'inquiète beaucoup.

Livia fut tentée de lui demander pardon, elle comprit enfin que la sensibilité prenait plus d'une forme. Livia ne voulut pas dîner, elle fit desservir, et s'assit à son balcon pour voir revenir M. Delaury ; parfois elle croyait entendre ses pas, et, pensant qu'il rentrerait par le jardin, elle s'élançait jusqu'à la porte ;

puis anéantie, découragée, elle revenait à son fauteuil, et se sentait défaillir, comme si la vie se fût retirée d'elle.

Neuf heures sonnaient à la pendule; une violente bourrasque se déclara, et vint redoubler ses craintes pour Maurice; elle se leva tout à coup.

— Certainement, dit-elle, je ne resterai pas ici à mourir de l'attente! je veux le voir; il fait nuit, je me cacherai... Puis, jetant un voile sur son chapeau, elle courut comme une folle, et ne s'arrêta qu'à quelques pas de l'hôtel de la préfecture.

Plusieurs croisées étaient éclairées, mais rien n'annonçait que M. de Maussion fût revenu chez lui. Livia fut se placer sous une autre porte cochère, et la pluie ne put la décider à quitter cette place d'où elle espérait le voir descendre de voiture. Bientôt un équipage parut à l'extrémité de la rue, marchant lentement et avec tant de précaution que Livia crut Maurice plus mal; ses cheveux se dressèrent, elle tomba sur ses genoux; enfin, elle le vit descendre, appuyé, ou plutôt porté sur les bras de l'architecte; MM. de Roquevaire et Delaury le soutenaient de l'autre côté. Livia s'éloigna d'un pas rapide; tranquille et rassurée, elle courut chez elle, prit un livre; et lorsque M. Delaury vint lui donner des nouvelles du malade, elle l'écouta avec un calme qui ressemblait presque à de l'indifférence.

M. de Maussion était depuis long-temps rétabli, que Livia, en pensant au danger qu'il avait couru, sentait encore le frisson se glisser jusqu'à son cœur. Ce souvenir de mort qu'il avait laissé dans son esprit, ne s'y effaça jamais, et dut influer sur tout le reste de sa vie.

IX.

Un Cauchemar.

En province, c'est presque toujours le dimanche que les hommes occupés d'affaires, choisissent pour faire ce qu'on appelle les visites obligées. Le salon de M. Delaury était constamment rempli depuis deux heures jusqu'à cinq. C'était aussi le dimanche que M. le préfet venait faire, chez la femme de l'intendant, son apparition *officielle*. Un jour, que plusieurs personnes attendaient madame Delaury, et commençaient à trouver ridicule qu'elle tardât autant à venir, on la vit entrer avec un visage malade, fatigué, où se lisait une extrême tristesse; seule au milieu d'une troupe d'hommes qui l'examinaient avec plus de curiosité que de bienveillance, elle sentit la nécessité de se contraindre, et fit quelques efforts pour animer la conversation; mais son trouble était visible, chaque coup de marteau la faisait tressaillir; et l'arrivée des visiteurs, qui se succédaient rapidement, excitait en elle des émotions d'espérance qu'elle cachait assez mal. A mesure que l'après-midi s'avançait, son malaise devenait plus sensible. Maurice ne venait point, et Henri qui le précédait d'habitude ne paraissait pas davantage. A voir ainsi Livia, tremblante et distraite, on devinait qu'une appréhension très vive s'était emparée de son cerveau.

Tout à coup des pas bien connus retentirent dans le vestibule; les yeux de la jeune femme brillèrent de joie; elle fut près de s'écrier tout haut: — Mon Dieu, le voilà donc enfin!.... La porte s'ouvrit, M. Delaury entra; il était seul.

Après avoir dit quelques mots aux personnes qui se trouvaient là, il prit sur le guéridon une pochade commencée la veille par Maurice, et l'emporta avec un air de mystère; mais pas assez vite pour que Livia ne s'en aperçût. M. Delaury revint quelques minutes après. Sans s'occuper de l'effet qu'allait produire sa disparition. Livia se leva, courut comme une folle, et toute haletante vint presque tomber dans les bras de Maurice.

— Est-ce bien vous? dit-elle en touchant ses habits et ses cheveux... Ah! que votre présence me fait de bien!... Si vous saviez ce que j'ai souffert aujourd'hui!

Il la regardait, ses bras l'entouraient à moitié; il avait peur, cependant; mais le moyen de la repousser?

— Ah! je serais certainement tombée, si je ne vous avais pas entendu, répétait-elle; chaque minute grossissait mes inquiétudes. Vous êtes là; vous n'êtes pas mort, malade... Ah! que je suis heureuse!... Et sa tête s'affaissa sur l'épaule de Maurice.

— Livia! ma Livia chérie!... Ces mots qui s'élancèrent de l'âme de Maurice, firent ouvrir les yeux de la jeune femme ; ils se fixèrent sur les siens, et portèrent le trouble dans tout son être. Il crut que son cœur qui bondissait allait se briser, il craignit de mourir ; elle, là, appuyée, penchée sur lui, tout accablée de cette crise qui la faisait passer du désespoir au ravissement.

— Eloigne-toi, dit-il ; oh ! éloigne-toi ! je t'en conjure...

Elle le comprit sans l'entendre.

— Non, non, dit-elle d'une voix affaiblie par la violence de ses sensations ; non, je veux rester là, vous regarder long-temps, bien long-temps...

Maurice était épuisé de cette lutte avec ses passions ; il retomba sur le siége qu'il avait quitté.

— Livia, au nom du ciel ! partez, quittez ce cabinet, laissez-moi ; j'étais venu pour achever, sans vous le dire, ce dessin qui vous plaisait hier ; vous m'avez fait mal, bien mal ; éloignez-vous ! je vous en conjure, pourquoi ces craintes que rien ne justifie.

— Mais, je vous le répète, reprit-elle avec un ravissant sourire d'amour, si j'étais restée plus long-temps parmi tous ces gens dont les paroles bourdonnaient à mes oreilles, sans que mon esprit pût en saisir le sens, je serais devenue folle... C'est mon rêve, cet odieux rêve de mort qui m'avait ainsi bouleversée...

Maurice l'entendait à peine; son agitation comprimée en apparence existait pourtant encore; son sang bouillonnait, ses artères battaient avec une effrayante vivacité.

— Maurice, reprit Livia, vous étiez froid dans mon rêve, une femme vous avait frappé. J'essayais de réchauffer vos mains déjà raidies et glacées, vos lèvres étaient pâles. J'avais vu la mort d'un ange, mais celle d'un homme, ah! c'est affreux! Ne pouvant vous rendre la vie, je sentais que je mourais aussi... A mon réveil, mon esprit est resté préoccupé de cet horrible cauchemar; vous ne veniez point; Henri n'a pas paru aujourd'hui; mes pressentimens m'ont semblé des présages; ah! que j'ai souffert!...

La figure de cette créature impressionnable exprimait une tendresse si vraie, un délire si contagieux, que Maurice comprit encore une fois tout le danger d'un pareil tête à tête, il se leva :

— Je vous en supplie, madame, lui dit-il, descendez au salon ; que va-t-on dire? que va penser M. Delaury de votre absence?

Elle fit quelques pas vers la porte ; bien qu'elle ne vît pas trop la nécessité de le quitter aussi vite ; mais elle ne voulait pas l'affliger. Elle revint, et dit avec une expression de sérénité et de calme inexplicable pour Maurice qui n'avait peut-être jamais étudié l'organisation d'une femme :

— Adieu. Travaillez à mon dessin. Henri est mieux que cela, monsieur ; son front est plus large, et mes mains sont plus petites ; corrigez, entendez-vous? Je reviendrai tout à l'heure.

Maurice avait repris ses crayons et s'était rassis ; il se leva de nouveau avec impétuosité ; son visage était en feu et son front mouillé de sueur : il marchait à grands pas dans le cabinet de M. Delaury ; ses dents claquaient, il sentait le froid pénétrer jusqu'à son cœur.

— Coquette !... Oh ! non, non ! ajouta-t-il

vivement. Pardonne, Livia, je ne te verrai plus... Ces derniers mots furent dits avec le ton dont un homme qui se condamne soi-même à la mort doit prononcer l'arrêt de son suicide... Puis il saisit un crayon et écrivit à la hâte :

« Livia, vous avez bouleversé ma vie; il « faut fuir, je n'ai plus de force, vous m'avez « rendu imprudent comme vous; je ne pour- « rais plus opposer une froideur jouée à votre « entraînement dangereux... Adieu donc, « adieu pour toujours. »

Puis, quand elle reparut, il lui remit ce billet et s'éloigna, après avoir serré ses mains, mais sans lui donner un regard : il serait tombé à ses pieds.

Livia lut; d'abord elle crut mal comprendre, puis elle recommença, la rougeur de la honte s'était répandue sur ses joues. Elle avait donc montré de l'amour; ce n'était pas la pure affection d'une sœur, qui l'entraînait vers Maurice... c'était de l'amour, un amour outrageant pour M. Delaury! — Oh! je le savais, je le savais, s'écria-t-elle en couvrant son visage de ses mains; seule, dans mes nuits sans sommeil, je l'ai appelé, oui, je l'ai appelé en pleurant avec désespoir!... Un secret entre nous, à présent, un secret honteux qu'il faut cacher. Elle anéantit le billet, et essaya de descendre; mais elle entendit la voix de Henri; il parlait à M. Delaury, et lui annonçait qu'il partait à l'instant même pour La Chaise.

— Je ne vous reverrai pas de deux jours, ajouta-t-il. Puis il sortit sans demander madame Delaury... Cette indifférence lui fit mal, elle crut qu'il l'avait devinée et la méprisait; un voile s'étendit sur ses yeux qui plongeaient, pour l'apercevoir encore, jusqu'au fond du vestibule; ses jambes fléchirent, elle fit une horrible chute. Quand on accourut près d'elle, Livia était sans connaissance.

M. Delaury passa une nuit affreuse; il venait de recevoir l'ordre de partir pour Poitiers où arrivait un régiment qu'il devait passer en revue. Consciencieux, exact dans son service, il souffrait pourtant de quitter sa femme mourante; et quand vint le matin, elle l'assura que cet accident n'aurait aucune suite; il s'éloigna en la recommandant à Louise... Dès qu'elle fut seule, Livia s'arracha de son lit, son corps était brisé, meurtri; mais elle avait cette force factice, cette agitation nerveuse, qui est le courage des femmes. Jamais elle n'avait compris le prix d'une liberté absolue comme alors. Elle écrivit à Maurice; dans cette lettre incohérente dominait une pensée: la honte d'avoir montré un amour que, peut-être, il ne partageait pas.

« Vous ne me connaissez pas, Maurice,
« lui disait-elle; ma position si simple, si na-
« turelle, en apparence, n'est pourtant pas
« dans l'ordre, et renferme un mystère qui
« doit me justifier aux yeux de Dieu; Maurice,
« je ne suis pas la femme de M. Delaury... »

Ce billet, déjà confié aux mains de Louise, allait partir, quand Vincent, le valet de chambre de M. de Maussion, demanda à être introduit près d'elle; il apportait un paquet de livres. Livia défit les enveloppes en tremblant; deux feuilles séparées, écrites par Maurice, s'en échappèrent. Dans l'une, du désordre, une exaltation raisonneuse, effrayante; dans l'autre, le calme du scepticisme, une ironie acerbe. Livia lut d'abord ce qui suit:

« Livia, il faut que tu sois à moi, ou que je

« te fuie; il le faut, m'entends-tu bien? Tu « dois me payer ce que j'ai souffert aujour- « d'hui par un bonheur sans bornes. Crois-tu « donc que je te laisserai maîtresse d'allumer « ainsi mes désirs, de faire couler dans mes « veines les plus délirantes voluptés, et puis « me dire : éloigne-toi, laisse-moi vivre inno- « cente et pure. Non, Livia, cela ne sera « point ainsi!... Ecoute; je ne veux pas, sûr « de ton amour comme je le suis, devoir mon « succès à une surprise des sens adroitement « ménagée; je n'exciterai pas ton enthou- « siasme par d'éloquentes prières pleines de « trouble et de passion. Je n'entreprendrai pas « avec toi, faible femme, une lutte où tu suc- « comberais sans le savoir. Je veux que tu sois « à moi; mais que ton sacrifice soit libre; « qu'ayant sondé de l'œil la profondeur de « l'abîme que je creuse ainsi sous tes pieds, tu « viennes t'y jeter, intrépide et dévouée. »

« Voilà ce que je vous écrivais hier, ma- « dame, parce que j'étais un fou, cruel et « furieux. A présent, je suis calme, je juge « mieux de ma position et de la vôtre, et je

« vous dois la vérité. Dans ma jeunesse, j'ai « cru pouvoir braver le remords, jouer avec « l'intrigue; maintenant, je la déteste; elle « est toujours fatale à ceux qui s'en servent. « Cette journée m'a rappelé des souvenirs « odieux, que je croyais éteints pour jamais. « Elle a égaré ma raison; en la retrouvant, « j'ai senti la honte de la faiblesse; je veux « l'effacer, en vous éclairant de l'expérience « que m'ont donnée quelques années de plus « que vous dans la vie. L'amour meurt dans « le cœur de l'homme, madame, et celui vers « qui vous êtes entraînée aujourd'hui, qui s'é- « meut de votre présence, que vos regards « font délirer, a déjà aimé avec enthousiasme; « et cette passion, que vous croyez irrésistible, « a fui de son âme, sans laisser d'autre trace « que le regret cuisant d'une faute irréparable; « et cependant cette femme était libre et plus « belle que vous... Croyez-moi, restons cal- « mes, résistons à cette effervescence d'un « jour dont l'avenir nous ferait rougir peut- « être; vous surtout qui êtes si mobile. On « peut anéantir l'amour, quand déjà on sait « que l'amour n'est pas éternel; il me semble

« que le mien s'éteint déjà, que je pourrais « vous revoir sans vous craindre. »

C'était trop, beaucoup trop pour Livia, Maurice dépassait le but sans l'atteindre; la jalousie, dans cette circonstance, ne pouvait produire l'indifférence, c'est le désespoir qui s'établit dans son âme.

X.

Un Délire.

Quel bourdonnement, quel cahos, dans la tête de Maurice, le lendemain et le jour suivant ! il ne savait rien de l'absence de M. Delaury, rien de la maladie de Livia en proie à une fièvre cérébrale. Il s'accusait de cruauté envers elle, de trop de sévérité envers soi-même ; il eût voulu la voir, lui parler, lui dire qu'il l'aimait, qu'il n'avait jamais aimé qu'elle.

En effet, qu'était son amour d'un jour pour cette Geneviève si complétement oubliée, près de sa tendresse si vraie, si profonde? Il imaginait devoir être puni de la calomnie qu'il avait prononcée sur elle, en disant qu'elle finirait aussi. — Ah! non, non, jamais! répétait-il avec désespoir... Il lui semblait parfois que sa vie allait s'échapper dans un de ces paroxismes de passion. Il parcourait dans tous les sens le vaste hôtel de la préfecture, cet hôtel, son palais à lui, véritable roi de la province. Partout le nom de Livia vibrait à ses oreilles, comme s'il avait été prononcé par des milliers de voix d'une étrange et mystérieuse nature; puis il s'arrêtait pour se plaindre tout haut de l'indifférence de Henri... N'aurait-il pas dû deviner ce qui se passait au fond de son âme! — Quelle amère dérision! s'écriait-il avec rage, que ce sentiment appelé amitié! il laisse de la joie dans le cœur d'un homme, quand celui auquel il se dit dévoué est torturé par la douleur! Misérable erreur de notre orgueil! nous parlons sans cesse de sympathie, de pressentimens, et nos facultés sont trop bornées pour nous révéler les angoisses de l'être que nous prétendons aimer; aucune corde ne vibre secrètement en nous, quand la souffrance le dévore; un mensonge pourrait nous donner le change, et nous faire croire au calme, quand l'orage est là. Ah ! que nous sommes petits et vains !...

En se rendant à son cabinet, dont il ne s'était pas approché depuis vingt-quatre heures, Maurice entendit une conversation tenue à voix basse, dans une ambrasure de fenêtre. Le nom de madame Delaury lui arriva distinctement. « On ne croyait pas hier qu'elle pût passer la nuit, disait l'un des causeurs, et voilà pourquoi, mon cher monsieur, vous pouvez renoncer à l'espoir d'être reçu aujourd'hui par M. le préfet. »

Maurice n'en écouta pas davantage; il descendit les degrés avec une effrayante rapidité, et se précipita dans la rue. La nuit tombait, personne ne remarqua son trouble et sa course rapide. Il arriva chez M. Delaury, haletant, couvert de sueur, les lèvres pâles et desséchées: il était fou. Quelqu'un sortait, il ne fit aucune question; on l'eût tué avant de lui arracher un mot. Il traversa plusieurs pièces, alla jusqu'à la chambre de Livia. Personne ne se présenta sur son passage ; rien, partout un silence de mort ; une sorte de vertige s'était emparé de son cerveau. Il aperçut une porte entr'ouverte, et pénétra dans une chambre qu'il ne connaissait point ; il se trouva devant Livia que la garde et Louise venaient de laisser seule, parce qu'elle s'était assoupie. — Livia ! s'écria-t-il..... Elle fit un mouvement, cette voix la tirait de son pénible sommeil : depuis la veille elle avait le transport. Cependant ses yeux le reconnurent dans l'obscurité ; elle lui tendit la main.

— Viens, ah ! viens, dit-elle, tu m'as bien fait attendre ! car je savais que tu viendrais ! que cette lettre était une invention pour me tromper ! je ne veux plus te quitter, Maurice.

Et ses bras enlacèrent le cou du jeune homme qui s'était approché ; ses yeux, auxquels la fureur et le délire prêtaient un éclat surnaturel, se fixèrent sur les siens avec amour..... La tête de Maurice s'égarait aussi : toutes ces vagues images de plaisir, toutes ces délirantes extases qui tourmentaient ses rêves, vinrent l'assaillir à la fois... Et rien, rien pour la défendre contre lui... partout cette solitude qui enhardit et qui enivre... Il chancelait sous son précieux fardeau. Livia s'était à moitié précipitée hors du lit... il sentait le battement de son cœur, elle était là devant lui toute palpitante de passion. Maurice oublia ses sermens, l'univers se resserra dans sa pensée : Livia et lui... qu'importait le reste..... Et la malade à qui rien ne venait révéler son danger, s'écriait encore : — Maurice, mes lèvres brûlent, j'ai soif, oui, j'ai soif de tes baisers..... Ma vie est une affreuse torture, j'aime mieux mourir !..... Ces derniers mots expirèrent sur sa bouche..... Cette exaltation fébrile, cette volupté maladive, qui se glissait d'elle à lui, était trop puissante, il ne put la dominer.

Par un de ces mystères dont la nature seule a le secret, cette crise de douleur et d'amour produisit un effet si prompt, si inattendu, qu'on eût dit que le génie du mal se plaisait à ramener la raison de Livia pour la livrer au désespoir. Mourante, inanimée, son premier cri fut un cri d'horreur... Elle jeta autour d'elle un regard d'effroi. Elle était dans ses bras, demi-nue, souillée..... Il lui sembla d'abord que cette fois encore elle était abusée par quelque horrible songe; ses yeux s'enflammèrent de nouveau, les veines de son cou se gonflèrent; la peur, une peur terrifiante, se peignait sur son visage..... Maurice trembla de l'avoir rendue folle, folle pour toujours.

— Livia! ma bien-aimée Livia! ah! pardonne, s'écria-t-il. Et le malheureux, à genoux devant ce lit, retenait de toute sa force les mains de Livia, qui voulait s'échapper et fuir. — Oh! grâce! grâce! répétait-il.

—Louise, Henriette, disait-elle lentement; seule!... Elles m'ont donc laissée sans secours? Puis, comprenant toute sa position, sa tête retomba; elle fondit en larmes.

— Eloignez-vous, éloignez-vous! reprit-elle.

— Non: m'éloigner avec ta haine, ne l'espère pas, Livia; je veux mon pardon, ou mourir là, à tes pieds.

— Vous m'avez perdue, mais je vous aime, je vous pardonne; vous avez mis le remords à la place de la douleur qui déjà me tuait; c'est trop. Adieu, nous nous reverrons; je vous expliquerai... vous ne savez pas... Mais éloignez-vous, je vous en conjure.

Il n'était plus temps. Les pas de la garde se firent entendre, et cependant elle marchait sur la pointe du pied, pour ne pas réveiller la malade...

L'œil hagard, les dents serrées par une de ces émotions qui terrassent, Maurice paraissait frappé de la foudre. Il semblait qu'une main cachée le tînt là, cloué à sa place; toute issue était fermée, toute fuite impossible...

— Il faut subir sa destinée tout entière, dit Livia avec l'amère ironie du désespoir; oui, restez, Maurice...

La main du jeune homme venait de s'appuyer sur un meuble, ses ongles s'y enfonçaient, ses doigts étaient pleins de sang..... Livia, anéantie, sentit ses forces l'abandonner encore une fois.

La porte de la chambre s'entr'ouvrit, la garde jeta de loin un coup d'œil sur la malade; elle paraissait dormir, calme et reposée; elle se retira avec les mêmes précautions.

— Elle est sauvée! sauvée, répéta Maurice, à qui la faculté de se mouvoir venait d'être rendue.... Il souleva sa tête, ses yeux se rouvrirent; elle lui fit signe de la quitter. Il déposa un baiser sur son front mouillé d'une sueur glacée, puis il s'éloigna doucement.

Quelle nuit d'angoisses et de larmes pour ces deux êtres qu'une affreuse fatalité venait de pousser vers le crime!... Que de tortures inconnues, de tourmens ignorés, incompris, alors qu'ils se croyaient cependant au dernier degré de l'infortune, leur furent révélés tout à coup!... Oh! la douleur est un abîme sans fond!...

Le lendemain, Maurice reçut de Livia ce mystérieux billet :

« Vous m'avez rendue coupable, Maurice,
« et cependant je ne vous ai point maudit, car
« vous n'avez ni prévu ni désiré ma chute : le
« hasard a tout fait... Ce matin je suis calme.
« Dieu doit avoir pour la faute que j'ai com-
« mise l'indulgence qu'on trouve en lui pour
« le suicide accompli dans la démence... Je ne
« pleure plus, je ne cherche point à écarter
« de moi la destinée que vous m'avez faite; le
« passé n'est plus à moi, et je vous donne l'a-
« venir. Mais, avant que d'accepter ce don,

« je veux que vous connaissiez bien tout ce que « ma vie a eu d'étrange. Ne cherchez point à « me voir, j'ai besoin de repos ; ces heures que « je passerai loin de vous, vous seront consa- « crées, je vous écrirai ; et puis vous pronon- « cerez sur nous.... Moi je n'ai plus qu'un rôle « à jouer ici-bas, celui d'une abnégation com- « plète, d'un dévouement absolu. »

Henri, dont la présence avait été nécessaire à La Chaise, livré à lui-même dans un lieu où s'était formée une liaison dont plus que jamais il redoutait les suites, sentit, après un séjour de vingt-quatre heures, une fatigue morale, qu'il ne put vaincre entièrement. Il s'apercevait, depuis long-temps, que la présence de Livia lui faisait mal, et cependant cette courte séparation lui semblait déjà pénible. Fort embarrassé de sa soirée, il monta à cheval, et prit le chemin du Lac. Toutes les jalousies étaient fermées, toutes les portes closes. Cet aspect redoubla sa tristesse ; il revint au pas, et si profondément enseveli dans ses réflexions, qu'il ne jeta qu'un coup d'œil distrait sur cette belle et riche campagne qu'il avait parcourue avec tant de plaisir. Il venait de prendre le chemin creux conduisant directement à La Chaise, quand son chien de chasse, qui courait en avant, s'arrêta court, et se mit à aboyer; puis le cheval se cabra, dressa les oreilles, un coup de pistolet partit à quelque distance; la balle siffla en frisant la casquette dont la tête de Henri était couverte. Il piqua des deux, et s'éloigna au galop, plus indigné que surpris de cette attaque nocturne, à une époque où elles étaient si fréquentes. Il devinait la main qui avait voulu frapper; le silence de Geneviève lui avait toujours paru de mauvais augure, et plus d'une fois il s'était inquiété pour Maurice en ne le voyant pas rentrer aux heures où il était attendu. Maintenant c'était lui qu'elle attaquait, il s'en tourmentait beaucoup moins, et cependant il se disait que cette femme lui serait fatale; il la redoutait surtout pour madame Delaury. Mais il était dans un de ces instans de découragement profond, où la vie ne semble d'aucun prix; et le lendemain, quand il monta en chaise de poste, pour retourner à L..., l'architecte était encore sous l'empire d'un malaise, qui le dominait malgré lui.

Maurice reçut Henri dans sa chambre à coucher; il se disait malade, et le bouleversement de ses traits pouvait aisément donner le change. Il parla longuement d'affaires, et légèrement du danger de Livia; l'architecte le quitta pour aller savoir des nouvelles de la jeune femme. On lui dit qu'elle était encore trop faible pour le voir, et il revint près de Maurice, qu'il retrouva dans l'attitude pensive où il l'avait laissé.

Dans la matinée du jour suivant, on remit à M. de Maussion un paquet dont l'écriture le fit pâlir; il lut d'abord, sans la comprendre parfaitement, cette lettre écrite avec une émotion qui se retrouvait à chaque ligne.

« Il est minuit, Maurice, je viens de sup-
« porter une scène qui m'a fait bien mal, et
« cependant, j'ai trouvé en moi un courage
« sur lequel j'étais loin de compter. A neuf
« heures, M. Delaury est entré dans ma cham-
« bre; il venait d'arriver de Poitiers. Son visage

« était altéré, et je n'attribuai point ce désor-
« dre aux inquiétudes que mon état lui avait
« causées ; car un seul regard m'avait suffi,
« pour deviner qu'un orage se formait dans
« son cœur. — Livia, m'a-t-il dit, je me suis
« toujours montré avec vous confiant et géné-
« reux, je n'ai surveillé ni vos actions, ni vos
« paroles ; je me suis condamné, par ten-
« dresse pour vous, aux plus odieux de tous
« les supplices. Vous m'avez toujours paru
« franche et vraie ; et cependant, on vous
« accuse...

« Maurice, je n'ai pas tremblé, la rougeur
« de la honte ne s'est point imprimée sur mon
« front, mes yeux ne se sont point baissés, je
« suis restée calme et froide.

— « De quoi suis-je coupable ? ai-je demandé,
« et de quelle accusation parlez-vous ?

— « Ah ! ce n'est pas moi, Livia, non, ce
« n'est pas moi qui vous accuse ! Mais je souffre
« du soupçon qui vous flétrit dans l'esprit d'un
« autre ; tout le monde ne vous connaît pas
« comme moi, Livia !... Sa voix était brisée,
« pleine de larmes, car il craignait surtout de
« m'offenser.... Je devinais ses impressions,

« et, maîtresse des miennes pour la pre- « mière fois peut-être, j'attendais qu'il s'ex- pliquât.

— « Lisez ce billet, me dit-il en me remet- « tant un papier. Il contenait ces mots, que j'ai « retenus : Un lâche, pour qui le déshonneur « est un jeu, prépare le vôtre ; veillez sur Li- « via, car elle l'aime...

— « Etes-vous convaincu ? lui ai-je demandé.

— « Non ! non ! s'est-il écrié, je ne veux, je « ne puis croire à de pareilles infamies ! Henri « ne saurait être un traître !....

« Maurice, ce n'est pas vous qu'il soupçon- « nait... Cet aveuglement m'a fait mal, il m'a- « baissait dans mon opinion... Quoi ! il sup- « posait qu'un autre, un autre que Maurice... « Si je ne connaissais M. Delaury pour le plus « franc des hommes, c'est moi qui l'accuserais « d'avoir menti à sa conscience... L'indigna- « tion que j'ai ressentie, cette indignation qui « venait de mon orgueil révolté, d'une erreur « grossière, a suffi pour me faire paraître « innocente ; il m'a conjurée de l'aimer, de « l'estimer encore, il s'est excusé d'avoir re- « douté Henri ; Henri, la probité même, et

« pas un mot de vous, Maurice... Cependant, « combien de fois nos regards fascinés se sont « rencontrés en sa présence ! combien de fois « nos mains ne se sont-elles pas cherchées avec « amour !

— « Livia ! s'est-il écrié, dites-moi que votre « cœur est pur encore, qu'aucune passion cou- « pable ne s'y est glissée pour le corrompre?...

« J'ai répondu sans frémir : Le mensonge est « à l'adultère ce que le sang est au meurtre ; « on y compte, il n'inspire plus ni horreur, « ni dégoût... Ah ! Maurice, que d'affreux dé- « tails dans le crime ! Comme toutes ces sub- « tilités du vice qui se cache doivent flétrir « vite !... Je n'ai point dit je suis coupable, « en effet, parce que ma volonté ne m'appar- « tient plus, qu'à vous seul, à présent, est « resté le droit de la diriger ; à vous, à me « dire si vous voulez que je vive humiliée, « repentante, sous le toit que j'ai souillé, ou « chez vous, près de vous, en révolte ouverte « avec le monde. Telle qu'elle m'est apparue « cette société qu'on respecte, je l'ai toujours « comparée à un escamoteur habile, entre les « mains de qui nous déposons imprudemment

« les dons sublimes de la jeunesse; bonté, « honneur, enthousiasme, amour, il s'en em- « pare, les corrompt, et son souffle empoi- « sonné finit par en effacer jusqu'à la moindre « trace... Maurice, j'ai vu dans ce monde peu « de vieillards vertueux. Doit-il donc être « compté pour quelque chose? J'attends votre « réponse; mais avant de la faire, écoutez- « moi avec attention.

« Mon enfance a été triste, Maurice, je « suis née de parens que n'unissaient ni le res- « pect, ni la tendresse; ils s'étaient trompés « tous deux.... Ma mère, belle et froidement « coquette, n'éprouva jamais pour moi ces « élans passionnés qui révèlent à l'enfant tout « le prix de son existence. Aussi le sourire ne « jouait jamais sur mes lèvres sans couleurs. « J'étais faible, distraite, maladive; on eût « dit, à toute heure, que l'ange de la mort allait « venir me réclamer. Mes jeunes pensées s'im- « preignèrent de teintes lugubres, et cepen- « dant je ne me trouvais pas malheureuse, car « tous les instans de ma vie ne se ressemblaient « pas parfaitement; et ce sont les ténèbres « qui succèdent au jour, qui nous font appré-

« cier les charmes de la clarté. Abandonnée
« seule, pendant les longues veillées du soir,
« je ne lisais pas, je ne travaillais point; des
« idées incomplètes, heurtées, venaient tour-
« menter mon cerveau; j'écoutais le bruit du
« vent, et mon esprit se perdait dans de va-
« gues rêveries. Mon premier sourire de bon-
« heur se forma en voyant sourire une autre
« enfant, aussi mélancolique, et plus isolée
« que moi; car elle était orpheline. Eudoxie,
« la plus ravissante des créatures humaines,
« a laissé dans ma mémoire des souvenirs vifs
« et complets. Mais je la savais si pure, si dé-
« licieuse, qu'il me semble que, pour accou-
« tumer à la vie le pauvre petit être qui la
« repoussait de la pensée, Dieu avait envoyé
« vers moi un de ses anges aux yeux d'azur,
« aux cheveux blonds et bouclés. Quand la
« souffrance physique allait altérer mon ca-
« ractère, quand mon cœur était prêt à se
« briser, la voix mélodieuse d'Eudoxie me
« calmait par degrés, comme les sons d'une
« musique aérienne calment et consolent
« l'âme torturée par la douleur. Un jour, en
« l'entendant me dire : — Pauvre Livia, tu

« seras malheureuse! je compris la pitié; j'eus « peur pour moi, et je trouvai la faculté des « larmes...—Et toi, lui demandai-je?—Moi, « répondit-elle, je retournerai là-haut, et « son regard, d'une suavité si pénétrante, s'é- « levait vers le ciel. Sa prédiction s'accom- « plit. Plus tard, quand je devins plus forte, « quand la vie m'effraya moins, que je pus « regarder sans frémir les yeux glacés de ma « mère, elle s'envola radieuse, vers ce ciel « qu'elle contemplait sans cesse : on eût dit « que sa mission sur cette terre était finie. « Ah! comme je m'en souviens encore! une « femme venait de nous faire une pieuse lec- « ture, les yeux si doux d'Eudoxie étaient « humides et fixés sur les miens; sa main te- « nait ma main qu'elle pressait avec ten- « dresse; puis, je la vis chanceler, pâlir, et, « quelques heures après, assise au chevet de « son lit, je recueillis ses touchans adieux. « Ah! qu'elle est noble et sublime cette rési- « gnation de la jeunesse; mais comme elle « coûte peu d'efforts, arrêtée dès le début de « son pénible voyage, l'âme n'a point encore « perdu le souvenir du lieu dont elle est par-

« tie ; elle s'arrête avec joie, déjà fatiguée de « sa course. Comme je me trouvai seule! « comme la voix brève de ma mère me parut « plus sévère et plus froide! Une fois, impa- « tiente de ma lenteur à lui répondre, elle « me dit qu'elle me détestait cordialement. « Ce mot resta sur mon cœur ; je ne le par- « donnai jamais, et, plus tard, quand mes « entrailles frémirent au nom de mère, je « compris qu'un mystère avait existé entre « la mienne et moi ; la haine pour son enfant « est impossible... Hébétée, abrutie par les « études auxquelles on m'obligea bientôt, ma « tête s'inclinait aussi vers la tombe, quand « mon aïeule arriva chez nous. Il y eut de la « bonté dans ses soins pour moi, de la ten- « dresse dans ses caresses. D'abord ses rides « m'inspirèrent une sorte de dégoût ; la déli- « cieuse figure d'Eudoxie était restée gravée « dans ma mémoire ; je ne savais aimer que « les anges. Puis, je m'habituai à mon aïeule ; « elle voulut se charger de moi, m'emmener « avec elle. Rendue à la liberté, à l'air des « champs, je grandis de manière à étonner « tous ceux qui m'avaient connue. J'avais

« quinze ans, quand on annonça la visite de « ma mère. Elle arriva le lendemain, accom« pagnée d'un militaire ; c'était M. Delaury. « Sa figure naïve et franche me plut infini« ment ; il s'occupa de moi, m'aida à arroser « mes fleurs, et nous devînmes bientôt les « meilleurs amis du monde. Le soir, il faisait « la partie de mon aïeule ; ma mère, toujours « grave, lisait ou travaillait, sans paraître « s'occuper de nous. J'étais plus hardie, je ne « la craignais plus. M. Delaury resta un mois « tout entier à la Bourdelière ; c'était le nom « de la campagne de mon aïeule. Avant de « partir, il me demanda si je l'aimais ; je ré« pondis affirmativement, et les pleurs que je « versai durent le persuader de ma sincérité. « Ma mère daigna m'embrasser, et m'assura « que nous nous reverrions bientôt... Quinze « jours après, mon aïeule me dit : — Livia, « voulez-vous être la femme du commandant? « Je rêvai une minute, puis je répondis avec « vivacité que cela me ferait grand plaisir, à « la condition cependant que je resterais à la « Bourdelière. — C'est bien ainsi que je l'en« tends, me dit-elle ; je ne veux te quitter

« que pour mourir. Elle m'accompagna jus-
« qu'à Nantes où demeurait ma mère. Je re-
« trouvai M. Delaury qui me montra beau-
« coup de tendresse. Mais j'étais redevenue
« timide, ma famille m'était étrangère, je
« perdis toute sécurité. Un soir, la veille du
« jour fixé pour mon mariage, j'entendis
« dans le jardin deux domestiques parler de
« moi. Elles vantaient la bonté de M. De-
« laury. — C'est par pitié, disaient-elles, qu'il
« épouse cette petite fille, si laide et si pâle,
« quand de jolies demoiselles de la ville vou-
« draient si bien l'avoir pour mari. Je pleu-
« rai beaucoup : il y avait de l'amertume dans
« mon cœur; mais aussi une reconnaissance
« profonde pour cet homme que l'on disait si
« bon. En retournant au salon, je le rencon-
« trai seul; je pris sa main et la portai à mes
« lèvres. Cette action parut le toucher et le sur-
« prendre; j'y avais mis une sorte de passion.
« Le jour de la cérémonie, je ne montrai ni
« joie, ni douleur; cependant j'étais satis-
« faite, car, ne m'informant de rien, j'ima-
« ginais retourner de suite à la Bourdelière.
« Le soir arriva; ma mère vint, à l'heure de

« mon coucher, me faire un long discours « qui ne me parut pas plus clair que les ex- « hortations de mon confesseur. Je répondis « par un signe de tête ; car, délicate comme « je l'étais, la fatigue m'avait épuisée. Je dor- « mais à moitié, quand M. Delaury survint « dans ma chambre ; mes yeux, presque fer- « més, ne s'ouvrirent point ; je n'eus ni rou- « geur, ni embarras. Mon ignorance était « trop complète, pour que je connusse la « pudeur ; le sommeil m'accabla tout-à-fait. « Mon réveil fut affreux... pâle, indignée, je « m'arrachai de ses bras ; l'horreur et le dé- « sespoir étaient sur mon visage ; je le crus « un monstre vomi par l'enfer, une de ces « hideuses créatures que j'avais vues quelque- « fois en songe. Ses discours, ses prières ne « me calmèrent pas, l'impression devait res- « ter... — Monsieur, lui dis-je, baignée de « larmes, ne craignez rien, je ne vous trahirai « pas, je ne vous dénoncerai jamais. Je suis « votre femme, je garderai votre secret ; je « vous pardonne en chrétienne, et je tâche- « rai d'oublier ce qui vient de se passer entre « nous... Il me crut folle, me veilla toute la

« nuit avec la sollicitude d'un père ; et,
« comme le matin je fus prise par une ma-
« ladie nerveuse qui dura long-temps, il ne
« s'étonna point d'une bizarrerie qu'il expli-
« quait de la manière la plus naturelle....
« Hélas! pendant que j'étais en danger moi-
« même, je fis encore une perte cruelle : ma
« bonne aïeule mourut... On me cacha cette
« perte, et quand je suivis mon mari qui partait
« pour Amiens où son régiment se trouvait
« en garnison, j'espérais l'y retrouver. En-
« core convalescente, j'eus à supporter avec
« M. Delaury une nouvelle scène qui manqua
« d'altérer ma raison : ma résistance fut la
« même ; ne pouvant lui échapper, je m'é-
« lançai par une fenêtre que je venais d'ou-
« vrir... Cette exaspération s'adoucit par de-
« gré. Je me livrai, quand j'eus compris mon
« erreur, à des utopies bizarres, déraisonna-
« bles, qui occupaient tous mes rêves. Je
« partageais la création entière en deux parties
« égales, mais dont les membres étaient dissé-
« minés au hasard où chaque âme, chaque na-
« ture devaient trouver sa sœur, l'objet d'une
« sympathie profonde, irrésistible, pour une

« alliance intime comme celle que j'avais re-
« poussée. Je voulais de l'amour, un amour
« enthousiaste, plein de transports fréné-
« tiques qui pussent étouffer les cris de la
« pudeur; puis une confiance sublime qui
« pût consoler la victime du sacrifice qu'elle
« s'imposait. Je trouvai les lois absurdes, im-
« morales dans leurs exigences. Je leur vouai de
« la haine, du mépris. Je m'applaudis de ma
« résistance : m'être révoltée contre ce que
« j'appelais fièrement une prostitution légale,
« me parut un acte de courage et d'héroïsme.
« Toujours occupée de mon système, j'exami-
« nais avec attention tous les jeunes ménages,
« et quand je croyais découvrir entre eux les
« différences qui devaient les séparer, je dé-
« plorais d'autant plus la fatalité qui les avait
« entraînés, que j'étais convaincue que Dieu
« les avait destinés à être heureux.... Seule
« avec ma pensée, je réformais le monde, j'in-
« sultais à cette société fardée qui, toujours
« aveugle et barbare, décernait le blâme sur
« ceux à qui son joug avait paru trop lourd. Je
« me mis à défendre avec chaleur les femmes
« qu'on accusait tout haut.... Cette excessive

« tolérance jeta sur moi une défaveur dont « je m'aperçus bien vite. Il y avait partout, « dans l'air, dans les regards de ceux qui m'é- « piaient, dans leurs paroles mêmes, une « malveillance qui froissa mon cœur. Depuis « que j'analysais la vie, il s'était élevé en moi « contre mon mari une irritabilité profonde. « Opprimée, je devins cruelle; et, dans les « scènes qui se renouvelaient à chaque ins- « tant aux premiers temps de mon mariage, « je montrai une aigreur qui le rendit, pour « lui et pour moi, un supplice d'autant plus « affreux que nous n'osions en prévoir la fin.

« Une aventure qui arriva sous mes yeux, « à une femme que je voyais souvent, eut une « publicité fatale qui la perdit. L'homme dont « elle portait le nom, me parut si malheu- « reux sous le poids de la honte que le pré- « jugé jetait sur lui; toute cette histoire eut « de si cruels résultats pour ses enfans, que je « sentis tout à coup un respect profond pour « cet état de femme et d'épouse, si sacré, si « beau, puisqu'il nous rendait, nous, faibles « créatures, les dépositaires de l'honneur « d'une famille entière. Je me dis que la dé-

« pendance était toute pour l'homme, puisque « nous imprimions à leur front une tache in- « délébile, le ciel nous avait donné un assez « beau rôle : dès ce jour, je me trouvai grande « dans ma pensée ; mes opinions changèrent, « j'essayai de m'habituer à mes devoirs, et « j'établis entre ma raison et mon invincible « répugnance une lutte qui manqua me deve- « nir fatale. M. Delaury, vaincu par ma dou- « leur et par mes larmes, présumant qu'il y « avait en moi une désorganisation physique « à laquelle il était impossible de remédier, « consentit à me laisser vivre en paix, et de- « vint pour moi le plus tendre des amis. Si « vous réfléchissez à la puissance de l'amour- « propre, à cette opinion si favorable que « nous concevons de nous, vous compren- « drez, Maurice, cette sécurité, cette con- « fiance entière qu'il montre aujourd'hui, et, « par cela même, tout ce que la vérité aura « d'horrible pour lui.

« Quand je vous rencontrai, je me croyais « forte de mes réflexions et garantie par cette « expérience toute de théorie ; puis, il me « semblait que, déshéritée comme je l'étais

« des jouissances communes, Dieu ne m'a-
« vait pas dit pourtant, tu fermeras ton cœur
« à tout sentiment doux, tu t'envelopperas
« d'indifférence et de froideur; et posant d'a-
« vance les limites que je ne voulais pas fran-
« chir, je crus pouvoir me livrer à moitié à
« l'attrait que vous m'inspiriez.... et cepen-
« dant je suis à vous. Dites si c'est pour tou-
« jours! »

Quand Maurice eut achevé la lecture de cette longue lettre, une seule idée resta dans son cerveau. Livia, cette Livia, dont le souvenir semblait enflammer l'air, pouvait être à lui. Le passé ne les séparait pas; elle offrait l'avenir tout entier; une joie presque extatique inondait son âme; ses bras s'ouvrirent pour serrer le gracieux fantôme qu'il venait d'évoquer..... Mais, tout à coup, il tressaillit comme s'il était sorti d'un rêve. Des voix moqueuses criaient à ses oreilles ce mot solennel: Toujours! toujours! —Maurice en fut effrayé.

XI.

Égoïsme.

Il faut bien se l'avouer, les femmes ont sur l'autre partie de l'humanité une étonnante supériorité de tact et de convenances : leur voix, leurs gestes, leurs regards ont presque toujours la grâce de l'à-propos; quelque difficile que soit leur situation, elles en prennent l'esprit, mettent de la dignité, de la noblesse, où les hommes n'apportent que de la gaucherie et de l'embarras. Enfin, il y a chez eux, quand ils sont émus, une maladresse native contre laquelle l'art reste impuissant. Jamais, peut-être, un homme n'a pu aborder juste comme il le devait la femme à lui de la veille. Son empressement est familier, son respect de glace, ses craintes puériles, et la reconnaissance ou les regrets qu'il exprime ont toujours un cachet d'égoïsme; enfin, il y a certainement en eux une corde fausse; que la douleur ou la joie la fasse vibrer au moment où nous parlons, elle retentit toujours d'une manière discordante..... Voyez la femme, au contraire, si elle est déchirée par les remords, si son cœur est encore assez candide pour en supposer à son complice, comme elle sait s'oublier, comme elle trouve le mot qui console! Suivant que le désespoir l'accable, ou que l'indignation la domine, elle sera violente, pathétique, touchante; mais il y aura en elle de la vérité, de l'harmonie, parce que, flexibles, impressionnables comme l'onde transparente que le moindre vent agite et ride à sa surface, son âme et son visage gardent comme elle une trace visible de l'émotion qui s'en est emparée.

Lorsque Maurice pénétra dans le salon de madame Delaury, son trouble lui donnait un air de contrainte dont il comprenait lui-même le ridicule. Elle se leva, lui tendit la main avec une douceur grave et triste; puis elle se rassit un peu tremblante, car elle souffrait encore. Un long silence s'établit entre eux; ce fut Livia qui le rompit...

— J'ai voulu vous revoir aujourd'hui, Maurice, quoique je sois plus faible qu'hier, peut-être; mais toujours remettre une explication nécessaire m'affligeait extrêmement.

— Et moi, dit-il en prenant sa main, j'ai craint que vous ne voulussiez me fuir pour toujours!

— Vous aviez tort, cher Maurice, ne vous avais-je pas chargé de prononcer sur mon sort. Vous avez maintenant réfléchi, n'est-ce pas?

— Non, Livia, j'ai eu une pensée unique, une seule sensation, mais ravissante, enchanteresse: c'est que tu es à moi sans partage...

— Alors, quand dois-je quitter cette maison? demanda-t-elle. J'y suis mal à présent,

Maurice, car chaque regard me fait rougir... J'épie mes paroles, je m'écoute parler, et j'ai toujours peur que mon secret ne m'échappe : il faut que je parte aujourd'hui même.

— Chère Livia, pourquoi vouloir vous jeter ainsi au-devant d'un malheur que vous pouvez fuir; ne savez-vous pas que d'un seul mot il vous sera facile de détruire les soupçons qui s'éleveraient encore dans l'esprit de M. Delaury? Je vous en conjure, Livia, ne compromettez pas ainsi toute votre vie par une précipitation fatale.

Elle le regarda fixement. — Mais je ne vous comprends pas, dit-elle, une heure a donc suffi pour assouvir cette soif d'amour et de jouissance dont vous paraissiez dévoré?... ou plutôt... Ah! non, cette idée serait horrible; vous m'aimez, Maurice, vous ne me méprisez pas à présent, car vous n'en avez pas le droit. Je ne me suis point donnée; j'étais folle, égarée, vous m'aviez rendue jalouse... mais je ne voulais pas être à vous.

— Non, tu ne me comprends pas, Livia! s'écria-t-il, parce que tu veux soumettre à une analyse froide, raisonnée, les résulats d'une passion toute d'entraînement et de sympathie ; parce que tu veux forcer nos regards à se diriger sur l'avenir, comme si l'avenir d'une passion pouvait être jamais prévu. Va, crois-le, ma douce Livia, n'essaie pas de poser des bornes impuissantes à ce torrent qui emporte nos deux vies; abandonne-toi tout entière à cette irrésistible tendresse; mais laisse à notre amour ce mystère si plein de prestiges et de poésie. Ce danger qui nous entoure, l'abîme sur lequel tu vas marcher aura d'horribles angoisses, mais aussi d'inexprimables voluptés. Quand tu seras là, appuyée sur moi, oublieuse du sort qui te menace; quand je te remercierai à genoux de ta confiance céleste, peut-être un jour, t'abandonnant à toute l'exaltation dont ton âme est susceptible, appeleras-tu le malheur comme le complément d'une belle destinée de femme..... Ah! ne crains rien, ma bien-aimée Livia, je veillerai sur toi avec tant de prudence, j'aurai des mots d'amour si puissans, si consolateurs, que, paisible, rassurée, tu t'endormiras dans mes bras, en m'envoyant un de tes sourires d'ange.... Nous le tromperons ce monde qui m'épouvante pour toi, ma Livia; nous serons heureux de ce bonheur enthousiaste et rapide qui fait de la vie une longue et délicieuse ivresse.

Maurice était presque à genoux devant la jeune femme, qui, tremblante, fascinée, attachait sur lui ses yeux humides. Cependant il y avait de l'hésitation, du doute sur son visage; faisant un effort de courage, elle se dégagea des bras qui l'entouraient, et s'écria :

— Mais, pour lui, pour cet homme dont je porte le nom, il faudrait de la trahison et du mensonge!....

Ce que Livia ne disait pas, ce que l'expérience eût appris à une femme plus habile qu'elle, c'est qu'en faisant de son amour une intrigue vulgaire, une misérable liaison de monde, elle lui ôtait ce prestige que Maurice paraissait si soigneux de lui conserver.

— Écoutez-moi, dit-elle avec fermeté, je sens que vos discours égarent ma tête; ils m'entraînent, mais ne me persuadent pas. A mon tour, j'ai le droit de vous interroger. Répondez avec franchise, vous sentez-vous la force de lutter contre les événemens qui pourront résulter de ma fuite; en m'élevant au-dessus de tous les préjugés, en bravant tout pour vivre avec vous, pour vous seul, puis-je vous rendre heureux ?

— Jamais !

Maurice tressaillit en entendant ce mot sortir de ses lèvres, comme s'il avait été dicté par une autre pensée que la sienne.

Il y eut de la douleur dans les yeux de Livia ; une des illusions de son âme venait de se briser, il lui sembla qu'elle allait le haïr.

Puis, mobile et crédule, elle trouva dans son esprit mille raisons pour le justifier... Ne se sacrifiait-il pas pour elle !... Quelle femme croira jamais qu'on renonce volontairement à sa possession ? La cruauté des hommes est presque justifiée quand on songe à cet aveuglement où il y a de l'égoïsme aussi, et qui les fait poursuivre de leur tendresse celui qu'elles ont aimé une fois ! comme si l'amour ne devait pas finir !... Vaniteuses et sottes créatures, en vérité ! Dans la douleur de l'abandon elles se rappellent toujours les sermens d'hier, comme si une heure ne suffisait pas pour épuiser la dose de passion accordée pour toute une vie !... comme s'il n'y avait pas un abîme entre aujourd'hui et demain...

Au reste, M. de Maussion n'en était point arrivé là. Peut-être la femme qui n'a jamais été à nous est-elle désirée moins passionnément que celle qu'on a possédée une fois. En songeant à cette délirante ivresse que sa volonté peut nous rendre, la tête s'exalte, l'imagination s'enflamme, et lorsqu'elle se retrace d'indicibles perfections, on ne sait plus si elle crée, ou si elle se rappelle. L'idéalité est dans le vrai, la réalité dans le rêve ; les souvenirs brûlent, dévorent, c'est à en mourir !..... Enfin, il me semble que le plus douloureux supplice à imposer aux damnés serait de les faire entrer dans le paradis, seulement pendant une heure, puis de les en chasser inexorablement lorsque déjà ils ont compris ses délices.

M. de Maussion était à peu près dans cet état de désespoir et d'irritabilité quand Livia lui dit, d'une voix pleine de résolution :

— Ici, sous ce toit, je ne vivrai jamais votre maîtresse !... Mais je vous aimerai, Maurice, continua-t-elle avec émotion ; je vous aimerai de cet amour pur et vertueux que j'ai longtemps regardé comme la source de jouissances intimes et profondes ; vous serez mon guide, mon appui ; vous m'aiderez à supporter cette existence bizarre, incomplète, à laquelle on m'a condamnée. Nous oublierons cette heure d'erreur et de délire, et si la rougeur vient sur nos fronts en nous la rappelant, ce ne sera plus celle du remords.

En l'écoutant, Maurice réfléchissait beaucoup, et il l'admirait de toute son âme ; puis, ce qui prouvait en lui une prodigieuse maturité d'esprit, il se dit à lui-même ce mot contre lequel tout vient échouer : le temps !...

La porte du salon s'ouvrit, M. Delaury entra, et parut étonné de trouver là M. de Maussion ; ce n'était pas l'heure à laquelle il avait l'habitude de venir.

— Je suis sûr, dit-il, que vous méditez quelque bon tour pour punir Henri de l'abandon dans lequel il nous laisse.

L'architecte avait repris ses pinceaux abandonnés depuis son départ de l'Italie ; il faisait un paysage qui semblait l'absorber complétement.

— Non, en vérité, répondit Maurice; je respecte tous les goûts de Henri, et je lui ai envié plus d'une fois cette diversité de talens dans lesquels il trouve d'inépuisables ressources.

— Au fait, répondit M. Delaury, je ne vous connais aucune passion, aucun goût dominant; et peut-être seriez-vous très sérieusement embarrassé, si vous deviez choisir une profession qui vous convînt parfaitement.

— Vous avez raison, dit Maurice; aussi, suis-je décidé à laisser faire le sort. Je lui demande seulement de ne pas me laisser mourir préfet.

Maurice revint le lendemain, à l'heure où Livia devait être seule; elle lui montra plus de tendresse encore que la veille; elle eut plus d'abandon, et parut ne se faire aucun scrupule de l'intimité cachée qui s'établissait entre eux. Mais il résista de bonne foi à une attaque assez molle, à la vérité; car Maurice, qui savait à présent de quoi elle était capable, redoutait beaucoup les suites de son nouveau triomphe; et, plus tard, quand Livia le voyait soucieux, quand il retirait sa main avec affectation, de peur de rencontrer la sienne, au lieu de le calmer par une froide réserve, elle lui disait : — Maurice, je veux dissiper le nuage qui glisse sur ton front; dis-moi, que faut-il faire pour réussir? Tiens, je veux sourire à présent, pour te forcer à sourire aussi; je serai joyeuse, pour exciter ta joie; en te parlant de ma tendresse, j'adoucirai ma voix, je la rendrai caressante et douce comme tes yeux, lorsqu'ils me cherchaient autrefois. Mon Dieu! je t'en supplie, ne m'afflige pas par cette indifférence si bien jouée, que je finirais par y croire!... Et quand elle venait d'elle-même appuyer sa tête brûlante sur la poitrine de Maurice, quand ses lèvres cherchaient les siennes, quand ses bras répondaient à l'étreinte passionnée qui l'attirait vers lui; quand elle jouait, imprudente et folle, avec les désirs qu'elle allumait, sans en montrer, sans même paraître comprendre ce qu'il y avait de férocité dans ces insultantes caresses, Maurice, s'arrachant à l'exaltation qu'elle faisait naître, l'appelait coquette,... oui, coquette et froide. Alors il était tenté de la repousser avec brusquerie ou de lui crier encore : — Livia, je veux que tu sois à moi... Pourvu que ma passion soit satisfaite, que m'importe tes remords?....

Lequel était le plus égoïste, de cet homme sérieusement épris, et qui tremblait de donner tout son avenir, ou de cette femme qui prétendait aimer, et ne trouvait pas dans son amour la force de se condamner à un perpétuel mensonge? Moi, je n'oserais prononcer sur eux... Livia avait pourtant des sens aussi; mais chez elle le cerveau surtout était impressionnable, c'était là où presque toutes les sensations venaient se former et mourir. Il y a des femmes qui ne succomberaient jamais, si leur tête ne s'égarait pas. C'était quelque chose de curieux que la lutte entre cette créature aimante, enthousiaste, qui sacrifiait tout à une idée, à un principe de forme, qui voulait du déshonneur public, et reculait devant une perfidie cachée; et cet homme qui, pour assouvir la soif de voluptés dont il était dévoré, rêvait quelquefois le viol, l'assassinat, l'adultère, et qui reculait avec épouvante devant le blâme renfermé dans ces deux mots : M. de Maussion est perdu pour la société, il vit avec une femme...

C'est que l'homme qui a ainsi livré toute sa vie, abdiqué toute sa liberté, passe presque toujours pour un sot ou pour un enthousiaste, est infailliblement proclamé ridicule ou sublime ; et qui donc peut prévoir laquelle de ces deux formules de sentence le monde adoptera, pour prononcer sur vous ? Enfin, l'homme appartient à cette société qu'il brave en apparence, comme l'esclave appartient au maître que ses discours insultent en secret ; vouloir lui échapper est la plus malheureuse de toutes les folies, car le dédain dont on s'enveloppe, contre lui, est une cuirasse factice qui tombe, dès qu'on est seul avec soi-même.

Un soir que les quatre personnages de cette histoire étaient assis sur une magnifique terrasse donnant sur la Vienne, une brise légère vint déranger les cheveux de Livia ; elle les releva en désordre, et des rayons de lumière tout impreignés de pourpre venaient jouer sur son front plus découvert que d'habitude. Henri se mit à l'examiner ainsi, gracieuse et pittoresque, peut-être rêvait-il un délicieux tableau. Mais, bientôt l'art cessa de l'occuper, car il resta frappé des changemens qu'il remarquait en elle. Livia n'était guère plus pâle que de coutume, mais ses yeux étaient abattus, un cercle noir en dessinait le contour, ses lèvres avaient moins de vie et de couleur, enfin il existait dans tous ses traits une altération visible... Le vent envoyait sur la tête de Livia des tourbillons de feuilles de roses qui retombaient sur celle de Maurice assis presque à ses pieds. Il leur arrivait de délicieuses émanations qui, pour lui, se confondaient avec la douce haleine de la jeune femme. Elle semblait heureuse, et cependant ses regards ne s'animaient pas.... M. Delaury, l'homme le moins occupé de littérature, se mit à parler d'un livre qui, la veille, lui était tombé sous la main. Ce livre, œuvre remarquable d'un homme du monde, plein de malice et de génie, dans lequel il a touché de sa plume trempée dans l'acide le plus mordant une plaie déjà gangrenée, avait singulièrement plu à M. Delaury; mais il n'adoptait pas toutes les maximes moqueuses et hardies qui s'y trouvaient renfermées, il pensait aussi que l'écrivain avait encore beaucoup laissé à faire.

—Certainement, disait-il en regardant Livia, si l'auteur m'eût consulté, j'aurais pu, moi, lui fournir un curieux sujet d'étude.

Maurice avait compris sa pensée et se sentait rougir de l'embarras qu'il supposait à sa complice.

—Oui, reprit M. Delaury, il y a des femmes, véritables sensitives, d'une organisation si bizarre, mais si pure, si élevée, qu'elles échappent toujours à l'analyse.

Livia pâlissait encore en l'écoutant; elle se leva, prétendant qu'elle avait besoin de marcher; elle fit quelques pas, puis s'arrêta tout à coup, et finit par perdre connaissance, cependant elle n'avait pas mal aux nerfs; aussi cette indisposition n'eut-elle aucune suite. Henri lui ordonna le repos. En lui parlant des soins qu'elle devait prendre, la voix de l'architecte était émue, et lorsqu'il s'élança dans le tilbury de Maurice, où celui-ci était déjà monté, Henri répétait tout bas :

— Mais, ne m'a-t-elle pas dit un jour : Moi, je ne puis jamais être mère !...

Maurice, occupé de ses propres rêveries, ne remarqua ni la préoccupation de l'architecte, ni l'expression avec laquelle il lui dit :

— Bonsoir, Maurice..... Mais le lendemain, quand Henri pénétra dans la salle à manger, M. de Maussion fut frappé de son air de souffrance ; il alla vers lui et dit avec un accent de bonté et d'inquiétude bien réelles :

— Vous êtes malade, Henri, et sérieusement malade, peut-être ? Il faudrait songer à vous soigner, comme vous forcez les autres à le faire.

— Ce n'est rien autre chose qu'une nuit sans sommeil, répondit-il froidement.

On se mit à table. Le déjeuner fut silencieux, car il y avait un parti pris par l'architecte de montrer de l'indifférence. Maurice s'en aperçut ; il recula sa chaise avec brusquerie, chiffonna sa serviette, qu'il jeta sur la table ; puis, se levant, il s'écria avec colère :

— Voilà un caprice odieux, insupportable ! Il semble que vous aussi, Henri, vous preniez plaisir à me chagriner. Depuis long-temps je tolère votre humeur fantasque, mais elle me fait souffrir, beaucoup souffrir; et je m'en plains trop tard!..... Oui, reprit-il avec plus de force, il y a de l'ingratitude, de la cruauté dans votre conduite envers moi, monsieur. Vous savez que je suis tourmenté, malheureux, que cet accident qu'a éprouvé hier madame Delaury m'inquiète malgré moi..... Henri, ajouta-t-il avec plus de douceur, cédant à la mobilité de son esprit, n'avez-vous pas observé comme moi qu'elle change d'une manière effrayante? Dites, croyez-vous qu'il y ait un danger réel?

— Hypocrite!... s'écria l'architecte.

Maurice le regarda sans le comprendre.

— Oui, vous êtes un hypocrite, car vous savez très bien que madame Delaury est grosse!

— Grosse! répéta-t-il avec effroi..... Et il resta quelques minutes accablé par les pensées tumultueuses et rapides que cette révélation inattendue amenait à son esprit; puis, il alla droit à l'architecte, saisit son bras, qu'il serra fortement: — Vous êtes certainement en délire, dit-il; Henri, parlez-moi, dites-moi que cette grossesse est une invention de votre cerveau malade.....

— Je vous ai dit la vérité, une vérité qui doit vous être connue; et puis, ajouta-t-il, je ne vois pas ce qu'elle peut avoir de si inquiétant pour vous.

— Perdue! perdue sans retour! s'écria Maurice, en se laissant tomber sur son siége... Je l'ai perdue, entendez-vous, Henri, et vous ne m'appelez pas infâme!

— Je le pense, dit l'architecte d'une voix sévère. J'ai donc deviné juste? Vous et cette femme que je croyais si candide, vous me trompiez tous deux? Ah! cela est horrible! Il fit quelques pas pour sortir, puis il revint, et reprit avec indignation : — Vous êtes tous deux de méprisables ingrats, car, pour elle, pour vous, Maurice, j'aurais donné mon sang, ma vie; j'aurais crié Lâche! à celui qui vous eût soupçonnés!... Ah! mon Dieu! pourquoi me réserviez-vous cette épreuve?

L'âme de l'architecte était en proie à un atroce combat; il sentait presque de la haine pour ceux qu'il avait tant aimés.

— Écoutez-moi, Henri, dit Maurice avec plus de calme : le secret que je vous ai caché n'était pas à moi; mais à présent que vous savez tout, il me faut votre dévouement, votre prudence. Me repousserez-vous? Sa main s'était posée sur celle de l'architecte, que son regard fascinait. — Venez, dit-il en l'entraînant, je vais tout vous dire, et si vous ne m'aimez plus, Henri, si ma faiblesse vous fait pitié, vous la plaindrez, elle, au moins, car elle mérite toute votre tendresse.

L'architecte sentait sa colère se dissiper en écoutant cet homme dont le pouvoir sur lui était immense. Encore irrité, il s'asseyait pourtant, et n'osait retirer sa main retenue dans celles de Maurice. Celui-ci raconta tout ce qui s'était passé, tout, jusqu'à cet accès de fièvre qui l'avait précipitée sur lui, et devait exercer tant d'influence sur l'avenir de Livia.

La noble fermeté de la jeune femme, sa dédaigneuse indépendance, trouvaient un retentissant écho dans le cœur de l'architecte; il était ému, il admirait; le pardon errait sur ses lèvres.

— Eh bien! que faire à présent? comment la sauver? demanda Maurice.

— Mais il me semble que votre route est tracée, Maurice. Livia est votre femme, à vous. Dieu doit la regarder comme innocente; ce n'est pas elle qui peut être la victime; elle doit se trouver, s'il en faut une, entre M. Delaury et vous. La lutte est commencée, elle sera terrible; mais vous l'avez voulu..... Enlevez Livia, c'est pour elle le seul moyen de salut; car lorsque son bonheur dépendra de vous seul, si vous ne le faites pas, c'est bien alors que vous seriez infâme! Mais votre bonheur, à vous, Maurice, est impossible à présent; car la voix de M. Delaury vous criera partout : Séducteur! et vous rougirez en recevant les baisers de cet enfant qui ne vous appellera point son père! tout viendra vous rendre le souvenir d'une action qui vous déshonore! Oh! votre position sera cruelle! Je vous plains, et je vous pardonne, car vous êtes bien malheureux!.....

La tête de Maurice était en feu; il l'appuyait sur le marbre de la cheminée, et semblait rêver profondément, quoiqu'il ne perdît pas une seule des paroles poignantes de l'architecte.

— Henri, dit-il, votre conseil est bon peut-être; mais il m'effraie; et, je vous l'avoue, je tremble de le suivre, car il doit plonger M. Delaury dans un affreux désespoir, il perd à la fois Livia et cet enfant dont l'existence est encore un problème..... Un sacrifice de Livia pourrait nous sauver tous....

— Je vous comprends, dit Henri; mais, à mon tour, je vous blâme. Ne voyez-vous pas qu'en jetant cette femme si aimante, si enthousiaste, encore toute chaude de vos baisers, dans les bras de cet homme dont elle n'a pas voulu jusqu'ici subir les caresses, vous écrivez sur son front, si pur encore, malgré sa chute, cet odieux nom d'adultère; que vous élevez entre elle et vous une barrière de fer; et si vous la franchissez, Livia perdra pour toujours cette estime d'elle-même, cette confiance dans sa force qui la soutient à présent.... Ne me dites plus que vous renoncerez à Livia; c'est impossible, Maurice! D'ailleurs, elle ne le voudrait pas. Elle vous aime; vous l'avez possédée un instant! qu'importe?..... Vous avez des droits sur elle, vous ne l'oublierez jamais, et tôt ou tard vous les ferez valoir.

— Vous me croyez bien faible, Henri?

— Je ne vous persuade pas, je le vois, reprit-il. Eh bien! parlez; osez placer sous la protection de l'homme que vous avez trahi un enfant qui ne lui appartient point, décidez-la à aller mendier ses caresses; mais si vous agissez ainsi, Maurice, moi, je vous crie : Malheur! car tôt ou tard la fraude se découvre; le mensonge ressemble à la vérité jusqu'au jour où le soupçon vient à naître; mais ce jour arrive, et pour Livia cette heure sonnera, je n'en doute point..... Hélas! ajouta-t-il en remarquant la pâleur de Maurice, je voudrais vous sauver tous; car, je le sens, ma vie est liée aux vôtres.

Maurice se jeta dans les bras de l'architecte; mais il était décidé; et, retiré chez lui, il réfléchit long-temps à ce qu'il allait dire à Livia, chez laquelle il devait se rendre seul le lendemain.

XII.

La Suite d'un Système.

Maurice trouva la jeune femme plus souffrante encore que la veille; elle était abattue, et restait couchée sur son ottomane. Cependant, il y avait en elle une sorte de ravissement, une joie vague, mais délicieuse, qui semblait illuminer son pâle et doux visage d'un éclat surnaturel. Elle était si gracieusement nonchalante, son laisser-aller lui allait si bien; elle s'abandonnait si mollement à cette vie d'inaction et de rêvasserie, que Maurice trembla de l'effet qu'allaient produire les paroles qu'il se préparait à prononcer.

— Chère Livia, dit-il en l'attirant vers lui, n'avez-vous jamais réfléchi qu'il se passait en vous quelque chose d'étrange, d'inaccoutumé; que ces indispositions, si fréquentes depuis quelque temps, devaient avoir une autre cause que votre faiblesse habituelle?

— Ah! oui, je l'ai pensé, dit-elle, en joignant ses mains avec ferveur, et jetant sur lui des regards enthousiastes; oui, j'ai pensé qu'un lien... Quelquefois je me disais, pour calmer le délire qui s'élevait en moi, non, c'est impossible, le ciel ne me réservait pas un pareil bonheur; je ne serai point mère.... et malgré moi, oui, malgré moi: Maurice, car je voulais être raisonnable, une gracieuse figure d'ange me suivait toujours dans mes rêves... et puis je me taisais pourtant; car si je m'étais trompée, après avoir avoué tout haut cette joie qui inonde mon âme, il me semble que je serais morte de honte et de regrets. Mais je ne me suis point abusée, n'est-ce pas, Maurice?

toi aussi, tu crois et tu es heureux... Ah! dis-moi que tu es heureux... Mère, et par toi! Si tu savais tout ce qu'il y a d'ivresse et de reconnaissance dans mon cœur pour ce bienfait inattendu. C'est à genoux, oui, à genoux que je devrais te remercier. Vois-tu, Maurice, nous avons beau vouloir séparer nos deux vies, elles devaient à jamais rester confondues. Je suis à toi à présent, à toi pour toujours; nous ne nous quitterons plus!

Maurice la contemplait dans ce délire muet, dont la sublime expression ne peut se rendre par aucun langage. Cette créature si passionnée, si tendre, avait à la fois tant de puissance et de mobilité, tant de grâces et d'énergie, son esprit était doué d'une flexibilité si brillante, qu'en l'écoutant ainsi penchée vers lui, toute recueillie dans l'émotion qui la dominait, il lui semblait entendre une femme nouvelle. En effet, chez Livia, l'amour revêtait toutes les formes, prenait tous les tons, et renfermait, pour cela même, d'inépuisables trésors de voluptés et de poésie.

—Mon Dieu! s'écria-t-elle, après un insant de silence, que nous serions bien seuls à la campagne, élevant cet enfant, heureux par notre amour, car tu m'aimes, Maurice, tu m'aimes mille fois plus à présent, n'est-ce pas?...

—Oh! oui, je t'aime, Livia, et c'est pour cela que je veux veiller sur toi, te sauver malgré toi, s'il le faut, de cette fatalité qui t'entraîne... Pourquoi, ma Livia chérie, vouloir courir vers le malheur? pourquoi perdre ainsi ton avenir, le mien, Livia? imprimer sur le front de cet être, déjà si cher, une tache ineffaçable! ce serait de la cruauté, mon amie; le livrer à ce préjugé qui frappe de réprobation l'enfant de l'adultère, serait une infamie... Réfléchis, mon ange, qu'avec un peu de prudence et d'adresse tu peux jouir tout haut de ce bonheur d'être mère qui t'exalte si vivement; fais partager cette joie à M. Delaury lui-même; conserve ta vie honorée; reste chérie de tout ce qui t'entoure, garde l'estime publique, ce bien que tu méprises à présent, et que tu trouveras inappréciable quand tu en auras besoin pour ta fille ou pour ton fils... Livia, pourquoi irais-tu, folle et imprudente, affronter l'orage de l'opinion, quand il t'est si facile de le conjurer... Sois à lui, continua Maurice d'une voix à peine intelligible, une fois, une seule fois ;... tiens, vois, dit-il, en passant la main de la jeune femme sur son front couvert de sueur, je souffre bien en te parlant ainsi, et pourtant, je te le répète, Livia, il faut que tu sois à lui !

Elle jeta sur son amant, presqu'à ses pieds, un regard plein d'une douloureuse indignation, puis elle se leva avec impétuosité.

— Savez-vous, Maurice, s'écria-t-elle, que ce que vous me proposez là est la plus horrible de toutes les humiliations? Savez-vous qu'entre moi et cet homme dont je porte le nom, il y a plus de distance qu'entre la femme qui passe, coquette et parée, près d'un étranger qui s'arrête pour lui jeter un regard? tous deux pourraient se rapprocher, en s'écriant : Tu m'as plu ! je te désire ! Il n'y aurait pour eux que la honte de la pudeur insultée ; tout pourrait être vrai : l'amour aurait pu naître dans un regard... Mais moi, grand Dieu ! irai-je, comme une vile déhontée, redemander à M. Delaury les caresses que j'ai repoussées avec dégoût? Irai-je lui dire : mes sens se sont allumés, je conçois ces plaisirs que je dédaignais hier; et, quand je l'oserais, à son tour ne me repousserait-il pas avec mépris? Maurice, il vaut mieux mourir, que de supporter l'affreux supplice auquel vous me condamnez ainsi froidement par ce mot cruel : *il le faut!*

— Froidement! s'écria-t-il, exaspéré de cette injustice. Est-ce donc froidement que je m'impose cet affreux tourment de la jalousie? As-tu donc pensé qu'un homme abandonnait sans rage, sans frénésie, le bien qui a été à lui?... Ecoute, Livia, je ne veux pas discuter avec toi; je ne te dirai plus qu'un mot, un seul : l'enfant que tu auras déshonoré par un inutile éclat, qui peut être pour toi la source d'inépuisables jouissances, te maudira un jour quand on lui jettera comme une insulte l'amour de sa mère et sa faiblesse égoïste; et moi, Livia, moi qui ai l'horreur du scandale, moi qui sens pour cet enfant une tendresse que tu dois comprendre, je ne veux point être le complice de l'avenir que tu lui prépares. Je te fuirai, Livia, oui, je te fuirai, et j'en mourrai; je mourrai furieux, désespéré, car je t'adore!...

Jamais le désintéressement le plus sublime ou la personnalité la plus raffinée, n'avait trouvé tant d'éloquence. Livia était vaincue; cette malédiction qu'on lui montrait comme inévitable, la faisait frémir; ses dents claquaient, elle était effrayante de pâleur et de désespoir.

— Laissez-moi! dit-elle d'une voix brisée; adieu, Maurice... Ce que vous appelez devoir me paraît un crime à moi; mais j'obéirai, car votre voix ne peut tromper, et si la punition du ciel doit tomber sur l'un de nous, je l'appelle, je la veux tout entière... Il se leva, elle courut vers lui. — Ah! un baiser, Maurice, un baiser d'adieu!.... Il lui ouvrit les bras, elle s'y précipita en fondant en larmes.

Ce que Livia venait de dire à Maurice, elle le pensait certainement; mais, deux heures après cette scène, son imagination avait repris du calme; l'instinct de femme était revenu; elle comprenait à merveille que rien n'était plus facile pour elle que de faire tomber à ses genoux l'homme dont elle avait un instant redouté le mépris. La plus ignorante ne connaît-elle pas la puissance d'un regard, d'un mot qui semble s'échapper de sa bouche, et dont la valeur était pourtant calculée dans son âme.

Une nuit, la sonnette placée au chevet du lit de Louise, retentit avec une telle violence, que la femme de chambre, réveillée en sursaut, crut la maison la proie d'un incendie. Elle se leva à la hâte, et courut chez sa maîtresse qu'elle trouva sans connaissance. M. Delaury s'agitait autour d'elle, sans pouvoir la ranimer; cette crise fut assez longue. Quand Livia ouvrit les yeux, qu'elle se vit soutenue par son mari, qu'elle remarqua l'air stupéfait de Louise, la mémoire lui revint sans doute, car elle cacha son visage dans ses mains, et pleura long-temps en silence.

Deux mois après, la grossesse de madame Delaury était avouée tout haut; les facétieux de L... plaisantaient beaucoup sur cette fécondité tardive; et quand la jeune femme accoucha d'une fille, chacun s'évertua à lui trouver une ressemblance qui alors existait seulement dans la tête de Livia. Une femme qu'elle avait vue souvent, dans les premiers temps de son mariage, et qui habitait Poitiers depuis quelques jours, vint à L... à cette époque, et consentit à nommer, avec l'architecte, la fille de Livia, qui reçut le nom d'Amélie. Madame Ederpal se montra bonne et gracieuse pour son ancienne compagne, et celle-ci, en la quittant, se promit de faire à son tour un petit voyage pour la revoir.

Recommencer, après six ans, une épreuve qui n'avait laissé qu'un pénible souvenir, avait été un effort d'héroïsme dont M. Delaury devait apprécier l'importance; et quand, après ce nouvel essai, il trouva les mêmes douleurs, la même aversion, il se résigna cette fois avec moins d'amertume que la première. De son côté, Maurice comprenait trop bien quel argument Livia aurait désormais contre lui pour essayer de la séduire encore, et la jeune femme resta entre ces deux hommes qui l'aimaient avec passion, comme si ni l'un, ni l'autre, n'avaient eu de droits sur elle. Deux années entières s'écoulèrent, sans amener le moindre changement dans leur position. Maurice respectait mieux la mère de sa fille, que la femme de M. Delaury, et cela peut-être par un sentiment d'égoïsme et de personnalité; il l'aimait pourtant encore; et, comme il arrive toujours, quand les femmes ne sont précisément ni coquettes, ni légères, l'habitude avait donné au sentiment de Livia plus de relief et de force. A mesure qu'un jour se perdait dans le gouffre du passé, elle sentait se resserrer les liens qui l'enchaînaient à lui; ils se composaient à présent de souvenirs et d'espérance; et ne pouvaient plus se rompre qu'en brisant tous les ressorts de sa frêle organisation. La vie de Livia était calme, non pas qu'elle n'eût encore ses angoisses et ses larmes. Il y a des êtres à part qui feraient du drame avec leur propre cœur, alors même qu'on les séparerait de l'humanité tout entière. Ainsi, quand l'heure qui devait amener Maurice près d'elle, s'écoulait sans qu'il parût, elle prévoyait d'épouvantables malheurs; quand elle croyait avoir découvert sur le visage de sa fille une trace de maladie ou de tristesse, elle la voyait mourante; quand les yeux de M. Delaury se fixaient sur elle, qu'un léger trouble s'y faisait lire, il lui semblait que sa bouche, en s'ouvrant, allait laisser tomber ce mot qui la glaçait par avance : Vous m'avez trompé!... Certes, sa liaison avec Maurice était devenue aussi pure que l'auraient exigé les plus sévères moralistes. Mais comme le monde devine le mal, sans jamais croire à l'expiation et aux sacrifices; si, en passant dans les rues de L..., vous aviez rencontré Livia toujours pâle, mais jolie dans sa redingote de velours noir, à moitié cachée sous ses fourrures; si, attiré par ses petits pieds qui semblaient effleurer le sol, vous aviez demandé au plus jeune des enfans sortant de l'école de Charité: Mon ami, qui est cette dame? il vous eût répondu, en ôtant sa casquette, et avec l'insoucieuse légèreté de son âge :

— Monsieur, c'est la maîtresse de M. le préfet...

L'amour de Livia et de Maurice n'était pourtant plus la nouveauté dont on s'occupait de préférence; mais rien n'était oublié cependant; son histoire était comme ces antiquités précieuses que possèdent certaines villes, et auxquelles les amateurs ne songent jamais, que lorsqu'ils doivent les montrer aux étrangers; et puis, un nom auquel le soupçon ou le scandale s'est attaché, devient aussi familier à l'esprit d'une femme, que celui de Newton ou de Descartes, à l'esprit d'un savant.

Pendant ces deux années, Maurice fit plusieurs absences; mais il ne profitait jamais entièrement des congés qui lui étaient accordés, il revenait vers Livia, plus tendre, plus aimant que jamais; cependant, le peu de temps qu'il passait à Paris, était employé avec succès, car Maurice songeait beaucoup à l'avenir, et l'architecte lui disait quelquefois en souriant avec tristesse :

Vous êtes ambitieux, Maurice...

— Non, mon ami, mais j'ai besoin de distraction...

Henri avait beaucoup perdu de sa gaieté; il parlait souvent de retourner en Italie, mais il ne fixait jamais l'époque de ce voyage; et Livia, avec sa finesse de femme, avait très bien deviné que ce projet n'était qu'une contenance, un refuge dans lequel il bâtissait l'avenir, quand le présent lui semblait trop pénible. Occupé toute la journée de peinture, d'études médicales, et de quelques plans qu'il traçait par complaisance, Henri passait toutes ses soirées chez M. Delaury dont il avait fini par regarder la maison comme la sienne propre... Pour calmer les sensations trop vives qui s'élevaient en lui, malgré ses efforts, il se répétait souvent que l'amitié était peut-être, avec notre organisation sociale, le seul sentiment qui n'entraînât pas au crime. Quand il était parvenu à établir cette conviction dans son esprit, l'architecte s'endormait en paix, rêvant au moyen de satisfaire un caprice ou un désir de ces deux êtres dont le malheur l'eût brisé.

Le jour où les bons services de M. Delaury amenèrent enfin une récompense, qu'il reçut sa nomination d'intendant dans une des villes de la Vendée, où la présence d'un homme sûr, et d'une loyauté reconnue, était regardée comme indispensable, Livia crut mourir..... Elle montra une douleur si vive, elle cacha si peu tout ce que cette séparation allait ravir de jouissances à sa vie, que Maurice trembla que le résultat de deux années de prudence, de soins et de sacrifices inouis ne fût perdu par un éclat. Mais M. Delaury était lui-même fort affligé; pour la première fois peut-être, il comprenait ce qu'il y avait d'humiliant et de douloureux dans cette dépendance qui fait l'homme l'esclave des événemens qui le dominent sans cesse. La véhémence de ses regrets toléra facilement ce que ceux de Livia avait de trop amer. Quand tout le monde pleure, il est bien difficile de deviner quel cœur est le plus déchiré.

Il y eut encore entre la jeune femme et M. de Maussion des scènes de larmes et de désespoir. Un jour, la tête exaltée, perdue, elle s'écria que Maurice devait donner sa démission, et les suivre en Vendée. Ce projet était impraticable, et Henri qui la voyait s'y cramponner en désespérée, n'eut besoin que de prononcer un mot pour l'y faire renoncer à l'instant même.

— Si vous l'exigiez, Livia, dit-il, vous seriez à mes yeux coupable d'égoïsme ; car, là, Maurice, s'est fait, pour vous peut-être, des ennemis qui ne lui pardonneront jamais ; et qui sait jusqu'où peut aller la vengeance?

Livia demanda des explications. Henri lui raconta l'histoire de Geneviève, en l'arrangeant de manière à ne point tourmenter son âme par une inutile jalousie.

Livia frémit. — Ah ! qu'il reste ! qu'il reste, s'écria-t-elle ; mais je ne le verrai plus, et j'en mourrai, Henri !

Les caresses de Maurice la calmèrent.

—Ecoute, ma bien-aimée Livia, lui dit-il, je te jure qu'avant six mois je trouverai le moyen de nous réunir, n'importe à quel prix. Crois-tu donc que je pourrais m'habituer à ton absence ?...

Livia ne doutait pas de cette promesse ainsi donnée ; et cependant cette séparation fut déchirante pour ces quatre personnes qui toutes peut-être avaient quelque chose à se cacher, car la confiance *entière* est impossible, puisqu'avec soi-même on prend encore des précautions, de crainte de se faire peur en montrant toute son âme. Mais on eût dit que chacune d'elles faisait, dans sa pensée, un solennel adieu au bonheur.

XIII.

Les Dépêches.

Ainsi séparée de Maurice, la vie de Livia devint un problème; elle ne dormait plus, ne mangeait point; et, après deux mois de cette absence dont elle n'osait espérer le terme, les caresses mêmes d'Amélie ne parvenaient plus à calmer cette douleur solitaire dont les ravages rapides effrayaient M. Delaury. Pour revoir Maurice une heure, un seul instant, Livia eût donné tout l'avenir. Souvent elle franchissait l'espace par la pensée. Elle le revoyait, lui parlait, il était là, et elle finissait par tomber anéantie sous le poids de l'émotion que son cerveau venait de lui créer. Une correspondance active ne suffisait pas pour calmer cette insatiable soif de bonheur et d'amour qui la dévorait malgré elle. En vain elle essayait de se briser à cette vie d'intérieur, à ces soins maternels qui devraient être toute l'occupation d'une femme. Son âme s'échappant, vagabonde, planait dans l'espace, et ses mains, employées à quelque travail d'aiguille, n'étaient plus adroites et laborieuses que par instinct. M. Delaury jetait sur ce visage pâle un regard sympathique et triste; il ne comprenait rien à ces douleurs dont l'excès ressemblait à de la démence. Mais comme il la plaignait! comme il l'aimait, cette enfant dont le bonheur était impossible, sur laquelle la vie pesait et marquait bien avant l'âge d'ineffaçables traces. Livia était depuis long-temps pour lui une énigme dont rien n'avait pu lui révéler le mot, parce que pour la juger, il manquait des facultés nécessaires. Mais pour lui épargner un regret, pour amener un sourire sur ses lèvres, il eût donné sa vie à lui; et cependant l'existence paraissait douce et bonne, à cet homme organisé pour en sentir les joies.

— Vous paraissez plus triste encore que d'habitude, Livia, lui dit-il un matin qu'elle semblait à chaque instant près de se trouver mal. Je suis sûr que vous accusez vos amis de négligence. Si j'ai bien compté, voilà près de huit jours qu'ils ne vous ont écrit.

— J'attendais, en effet, une lettre de Henri, hier, répondit-elle; je lui avais parlé de l'indisposition d'Amélie, il doit me supposer inquiète.

— Ayez un peu de patience, ma chère, voici l'heure du courrier, je vais envoyer à la poste, et si je vous apporte une lettre, Amélie et vous serez gaies toute la journée, j'espère : car on dirait, en vérité, que cette petite reçoit le contre-coup de toutes les émotions qui vous agitent.

Livia passa les doigts dans les cheveux de sa fille, qui la regardait avec ses yeux doux et caressans, où la jeune femme voyait toujours flotter une autre image.

Puis M. Delaury la quitta, et elle resta toute pensive, ce que Louise remarqua très bien lorsqu'elle vint pour la coiffer.

— Vous n'êtes pas du tout bien aujourd'hui, madame.

— C'est vrai, Louise. Tenez, j'éprouve depuis hier, une sensation bizarre qu'il m'est impossible d'exprimer autrement qu'ainsi : il me semble que ma vie tremble au-dedans de moi, que je suis à la veille d'une de ces crises mystérieuses qui disposent à jamais de la destinée. Vous croyez aux pressentimens, n'est-ce pas, Louise ?

— Ah ! certainement, madame.

— Eh bien ! ma chère enfant, je suis sûre que cette journée va m'amener quelque douleur imprévue.

— Ou une grande joie, madame, cela s'annonce quelquefois de la même manière.

— Voyez, Louise, comme le vent souffle avec violence ! Le temps est horrible, c'est peut-être à cette sombre disposition de l'atmosphère que je dois mes souffrances.

Livia vint se placer devant sa psiché. Louise se mit à natter les cheveux de sa maîtresse. Amélie commença ses jeux en courant autour de sa mère; et Livia, qui entendait l'orage gronder au-dehors, s'abandonnait, malgré elle, à ce charme de confortable, dont l'être le plus exalté ne se défend pas plus qu'un autre.

M. Delaury rentra dans ses bureaux, se mit à travailler avec la scrupuleuse diligence, la conscienscieuse exactitude qui avaient dirigé toute sa vie. Il était entièrement absorbé par ses affaires, quand le secrétaire, chargé d'aller à la poste, vint déposer devant lui un énorme paquet de dépêches.

— Et rien pour madame Delaury, Bertrand ?

— Non, monsieur l'intendant, rien du tout.

— J'en suis fâché!... Pauvre Livia, ajouta-t-il à voix basse..... Puis, M. Delaury brisa, tout attristé, le cachet qui ne cédait pas. — D'abord, voyons ceci.... l'ordre de diriger sur le Lion-d'Angers une compagnie du régiment en garnison à Bressuire... un autre sur Ingrande..... et quand ?..... tiens, aujourd'hui même... C'est singulier. Sans doute il y aura eu retard dans l'envoi, pensa M. Delaury, qui trouvait cette négligence fort coupable.

— Y a-t-il quelque chose à expédier de suite, monsieur l'intendant? demanda M. Grimard, premier secrétaire.

— Oui, mon ami, beaucoup de besogne, et qui ne doit pas souffrir le moindre délai... Tenez, faites d'abord des feuilles de route. Cette fois, j'espère, nos braves grenadiers arriveront sans que les chouans sachent au juste à quelle heure, et par quelle direction... Je vous avoue, Grimard, que je n'ai jamais bien compris comment ils pouvaient être instruits avant nous, des mesures que l'autorité prend contre eux.

— La trahison, monsieur l'intendant !...

— Que le bon Dieu vous bénisse, mon cher ! mais il faut être infâme pour trahir, entendez-vous...

Dans le paquet ministériel que M. Delaury continuait à défaire en parlant, se trouvaient encore des modèles d'état qu'il déposa sans les regarder. Puis au fond un joli papier rose glacé. M. Delaury le déploya lentement; l'écriture était fine et presque illisible; il se leva et s'approcha d'une fenêtre. D'abord il crut mal comprendre et s'arrêta quelques momens, puis recommença sa lecture. A mesure qu'elle s'avançait, la figure de M. Delaury subissait une effrayante altération. Il s'interrompit de nouveau; de grosses gouttes de sueur roulaient sur ses joues colorées d'un rouge vif. Ses jambes chancelaient, il fut obligé de s'appuyer sur le dos de son fauteuil. Enfin, la pâleur de la mort couvrit son visage : ce changement extraordinaire se fit sans la moindre transition.

M. Grimard lisait le journal; il leva la tête, et dit sans regarder son chef : — Je vous préviens, monsieur l'intendant, que vos dépêches ont été ouvertes, la malle-poste a été arrêtée hier par les chouans, précisément à six lieues d'Angers. On ajoute qu'ils ont rendu les paquets au courrier, après avoir pris connaissance de ceux dont le contenu pouvait les intéresser.

M. Delaury ne l'entendit pas : il venait de glisser sur son fauteuil et sa tête tombait sur sa poitrine. Tous ces hommes pour qui il s'était toujours montré si bon, si généreux, se précipitèrent vers lui, mais sa faiblesse ne dura qu'un instant. Il fit signe de ne point appeler madame Delaury, et quelques minutes après, recommença la lecture du mystérieux billet. Voici ce qu'il renfermait :

« Livia, je vais quitter la France, car par-
« tout je retrouve cet indomptable ennui
« que ta présence seule pouvait chasser; mais
« avant que de m'éloigner ainsi de toi, avant
« de commencer avec courage cette sépara-
« tion, qui peut-être doit durer long-temps,
« il faut que je te revoie, Livia; il faut que tu
« m'abreuves de tes baisers, que je t'entende
« me répéter encore, comme aux premiers
« jours de notre amour : Maurice, je t'aime!...
« Loin de toi, Livia, mes souvenirs me tuent.
« Ta présence me calmait... Tu me parleras
« de ta fille, la mienne, notre Amélie! Lien
« sacré qui nous unirait malgré nous, si nos
« âmes ne s'étaient données l'une à l'autre
« pour l'éternité tout entière.... Livia, ne me
« dis pas que tu repousses mes prières, ne me
« parle pas d'impossibilité; je connais ton in-
« fluence sur l'esprit de ton mari. Avec lui, tu

« peux tout tenter. Parle-lui de cette amie qui « t'appelait il y a quelques jours; dis-lui que « tu veux changer d'air. Pars, viens au Lac; « accours avec confiance; je n'ai point oublié « mes promesses. Ne crains rien.... Le 10 au « soir, j'arriverai à La Chaise, mais secrète- « ment. Henri sera seul instruit de mon « absence. Le lendemain, donne-moi une « heure, une seule heure; je te la demande « à genoux.....

« C'est en Allemagne que je suis envoyé, « chargé d'une mission particulière. Je te par- « lerai de mes espérances pour l'avenir. Main- « tenant, adieu, et mille baisers d'amour. »

Il faudrait être M. Delaury lui-même, avoir sa noble franchise, sa droiture de cœur, son horreur pour la perfidie; il faudrait surtout avoir cru comme lui aux anges sur la terre, imaginer comme lui qu'on a associé sa vie à une créature, au-dessus des faiblesses et des vices qui déshonorent; avoir nourri son âme d'illusions et de prestiges, pour comprendre ce qu'il souffrait. Retiré dans son cabinet, la tête inclinée sur l'une de ses mains, il pleurait en cachant son front chauve et sillonné par une honorable cicatrice ; oui, il pleurait sans honte et sur eux et sur lui..... Trahi ! déshonoré ! ces deux mots vibraient à son oreille..... Et lui, qui avait entendu les balles siffler sans s'émouvoir, le canon gronder sur sa tête, se sentait tressaillir et trembler... Amélie ! Amélie ! ce mot lui échappa dans un cri de fureur et d'angoisses. Amélie n'était pas sa fille à lui !... Peut-être l'homme n'a-t-il jamais mieux compris son impuissance, qu'en sentant s'élever dans son âme un désir de vengeance insatiable et profond... Et quel remède apporter à une pareille douleur, si ce n'est la vengeance ou le suicide ?... Il l'aimait cependant encore, cette femme ; il l'aimait avec rage dans ce moment ; mais il voulait la faire souffrir pour aggraver l'épouvantable douleur qu'il lui devait déjà... Il voulait la voir torturée, agonisante, par ce même sentiment qui pousse quelquefois à s'arracher les cheveux ou à se déchirer la poitrine, quand le désespoir ronge et dévore.

L'enveloppe, portant le timbre et la date, avait été ôtée ; il la retrouva en secouant les autres papiers. Après avoir refermé et cacheté la lettre avec précaution, calme, mais torturé comme Dieu doit l'être, lorsqu'il va prononcer la sentence d'une des créatures privilégiées qu'il a couvertes de son amour. M. Delaury se dirigea vers la chambre de Livia.

Elle-même était inquiète; l'heure du courrier se passait, et elle avait attendu en vain, les yeux fixés sur la pendule.

— Voilà des nouvelles de vos amis, madame; lisez. Elle avança la main sans le regarder, et restait sous l'empire d'une impression de terreur que rien ne justifiait en apparence.

Peut-être s'en aperçut-il, car il ajouta d'une voix qu'il voulait rendre naturelle : — Lisez, lisez, ma chère, je ne veux pas vous gêner.

Il se mit à étudier la physionomie impressionnable et mobile de cette Livia qu'il croyait si pure, il y a une heure. Elle pâlissait, rougissait tour à tour, mais sans agitation extérieure, et demeurait plus maîtresse d'elle-même qu'il ne s'y était attendu.

— Hélas! pensait-il, déjà perfide avec audace! je suis là, et elle ne tombe pas anéantie de remords et d'épouvante. Cette lettre a passé dans mes mains, et elle ne se sent pas glacée en songeant que je pouvais l'ouvrir! — Eh bien! êtes-vous contente? demanda-t-il; cette lettre est de Henri, sans doute?

— Oui; il se porte bien, et me charge pour vous de mille choses gracieuses.

M. Delaury eut l'envie de se précipiter vers elle, de l'écraser sous ses pieds, en l'appelant menteuse! Il se calma pourtant, et dit avec négligence :

— Ne vous apprend-il aucune nouvelle?

— Mais si, répondit-elle avec une froideur très bien jouée, quoique ses lèvres restassent d'une pâleur livide; son ami part pour V... M. de Maussion est heureux, en vérité, presque ambassadeur avant trente ans! Je le crois destiné à une belle carrière.

M. Delaury sourit avec amertume.

— Oui, dit-il tout bas, si personne ne l'arrête dans sa course. Et il venait de jurer que ce serait lui.

On se mit à table, Amélie fut apportée; elle avait eu froid, et, pour la première fois peut-être, continuait à pleurer en revoyant son père. Ses larmes parurent irriter M. Delaury qui fit un geste d'impatience. Livia le regarda ; il se contint ; le silence régnait entre eux. M. Delaury attendait que Livia le rompît ; il voulait la voir s'égarer dans ses mensonges, et l'aider de tout son pouvoir à inventer quelques prétextes ; mais son agitation ne lui permit pas d'attendre plus long-temps.

— Je vous trouve pâle, Livia, et bien altérée, aujourd'hui ; je suis sûr que vous mourez d'ennui dans cette odieuse ville que je déteste moi-même.

— Pas précisément, répondit-elle, mais je désire que vous soyez envoyé ailleurs.

— Cela ne m'étonne point, pour vous, Livia, vous avez toujours aimé les voyages.

— Mais, dit-elle en hésitant un peu, peut-être moins que vous paraissez le croire ; car, depuis que madame Ederpal me désire, je serais certainement allée la voir, si je n'avais redouté un déplacement.

—Aussi, ma bonne amie, je vous trouve un peu ingrate de la refuser ; madame Ederpal n'a pas craint de se déranger pour vous à l'époque de vos couches.

— Il me serait trop pénible de me séparer de ma fille.

— Vous pouvez l'emmener, et ne craignez pas de me laisser seul; j'ai tant de besogne dans ce moment, que je m'apercevrai à peine de votre absence...

C'était trop d'efforts, les yeux de M. Delaury s'enflammaient de colère.

— Si vous pensez que cela se puisse, dit-elle avec assez d'assurance, Léocadie sera bien heureuse de me garder quelques jours.

— Je ne doute pas de votre satisfaction mutuelle, et je vous laisse libre de donner vos ordres pour le départ.

Il y avait de l'ironie, de l'amertume dans l'accent de M. Delaury. Livia sentait qu'une atmosphère de haine les enveloppait tous deux; mais cette sensation était vague, indistincte, et la voix de Maurice qui l'appelait, étouffait ces frayeurs puériles. Elle se leva, sonna Louise à qui elle commanda de tout tenir prêt pour le lendemain matin. Au milieu de la journée, M. Delaury fit dire à sa femme qu'un travail pressé l'empêcherait de venir dîner. Livia ne fit pas servir, et profita de cette liberté certaine, pour écrire une longue lettre à Maurice, toute pleine d'une mélancolique tendresse. Elle lui annonçait qu'elle serait au Lac, le 10 au soir, et que, le 11, il pourrait s'y introduire à la nuit tombante.

Louise allait et venait avec sa vivacité ordinaire; mais elle avait deviné que ce voyage renfermait un mystère. Jamais Livia n'avait ouvert son cœur à sa femme de chambre; elle était sûre de sa discrétion, pourtant; car elle ne pouvait douter que Louise ne sût par ses remarques une partie de la vérité; mais, pour rien au monde, elle n'eût avoué qu'elle avait compris l'humiliante dépendance à laquelle son amour coupable l'avait fait descendre.

A neuf heures du soir, M. Delaury n'avait point encore paru. Livia qui savait combien ses rares visites à son cabinet étaient vivement désirées, tremblait de s'y présenter ce jour-là. Cependant, elle descendit dans le jardin, et comme les bureaux étaient au rez-de-chaussée, elle l'aperçut qui travaillait seul.

Une grande quantité de papiers étaient étalés sur la table. A la lueur douteuse de sa lampe, Livia fut frappée du changement de M. Delaury : on eût dit qu'un poids oppressait sa poitrine ; il s'arrêtait quelquefois pour respirer avec effort, et paraissait cruellement souffrir.

Livia se mit à penser que quelque chose allait mal pour eux, qu'ils étaient menacés d'une destitution ou d'une perte d'argent, et que, dans la crainte de l'affliger, il lui cachait ses craintes. Rentrée chez elle, elle ne put trouver le repos ; il lui semblait que la nuit durait un siècle. Elle entendait marcher au-dessus de sa tête, elle distinguait des pas pesans ; il était impossible que ce fût Louise. Elle se leva, ralluma sa bougie, et se dirigea tout inquiète vers le cabinet de sa femme de chambre. En ouvrant la porte de la salle à manger, elle se trouva face à face avec M. Delaury ; tous deux s'arrêtèrent et tressaillirent...

— Pourquoi ce bruit ? demanda Livia.

— Rien qui puisse vous alarmer, madame ; ce sont des caisses de comptabilité que je vais fermer cette nuit, pour expédier au régiment à qui elles appartiennent.

Madame! C'était la seconde fois, depuis le matin, qu'il l'appelait ainsi. Qu'avait-il donc? Livia supposa tout, hors ce qui existait réellement.

— Retournez chez vous, lui dit-il, vous paraissez mourante de froid.

— Non, je suis bien, répondit-elle; mais je crains que cette veille prolongée ne vous fasse mal; vous avez les yeux si rouges...

— Merci; vous êtes trop bonne, en vérité, de vous occuper ainsi de ma santé; vous savez qu'elle est robuste...

En entendant cette voix rude, Livia eut peur et pâlit.

— Vous verrai-je demain? demanda-t-elle.

— Sans aucun doute, je veux veiller moi-même à ce que rien ne vous manque. Allons, ma chère, retirez-vous, et tâchez de dormir, ou vous aurez demain un bien mauvais visage.

En lui parlant, il la reconduisit jusqu'à la porte de sa chambre. Quand elle fut seule, Livia se jeta sur son lit, et fondit en larmes.

— Oh! non, je ne partirai pas, s'écria-t-elle, je resterai; je ne veux pas le quitter lorsqu'il paraît souffrir ainsi!... Ah! mon Dieu, de quel malheur suis-je donc menacée? mais Maurice, pourtant! Maurice qui m'appelle, et qui croira que je l'aime moins, qui ne me trouvera pas, et m'accusera peut-être de perfidie!

Les yeux de Livia se fermèrent, pour ne plus voir le menaçant fantôme que la pensée avait évoqué depuis la veille, et la belle image de Maurice, cette image si puissante vint voltiger dans ses rêves. Quand elle se réveilla, l'heure du départ était sonnée, la voiture prête, et, comme une véritable enfant, elle se sentait rassurée par les pâles rayons d'un soleil d'hiver; avec la nuit, toute sa frayeur avait disparu. Louise apporta Amélie sur les genoux de sa mère qui l'habilla, et ses joyeuses caresses la ranimèrent tout-à-fait. M. Delaury entra : lui aussi paraissait plus calme que la veille. Livia reprit toute sa sécurité. Avant de monter en voiture, elle pencha son visage vers lui, et il y déposa le baiser qu'elle demandait. Les chevaux allaient s'élancer; Livia s'avança en dehors de la portière, et s'écria vivement :

— Monsieur, vous n'embrassez pas Amélie qui vous tend les bras?

— Je l'oubliais, répondit-il.

Ce mot glaça le cœur de la jeune femme, et quand M. Delaury posa ses lèvres sur les joues de l'enfant qu'il avait tant de fois caressée avec passion, les veines de son front se gonflèrent; il pâlit, et ses mains furent au moment de la repousser avec fureur. Livia ne s'en aperçut point. Le postillon donna son coup de fouet, la voiture s'ébranla, un dernier adieu fut échangé, puis on partit.

XIV.

L'Inévitable.

—Seul ! me voilà donc seul à présent ! s'écria M. Delaury en tombant sur un fauteuil. Ah ! tant mieux ; sa présence m'étouffait ! Comme elle sait mentir et tromper, elle, si candide, lorsqu'elle n'avait point encore quitté le toit de sa vieille aïeule... Pourquoi une voix amie ne m'a-t-elle pas arrêté, quand la pitié parlait à mon cœur pour cette malheureuse enfant que la misère menaçait. A Waterloo j'aurais dû mourir ; car, depuis cette époque, je n'ai jamais eu de jouissance complète. Mais non ! je calomnie l'existence, et forcé de l'aimer sans espoir, cette Livia au cœur hypocrite, j'étais pourtant heureux, heureux d'un de ses sourires !

Il pleurait amèrement ; ses mains se tordaient dans des convulsions de désespoir. C'est qu'il regrettait son doux fantôme, cette bonne et touchante Livia, nature céleste qu'il avait admirée de si bonne foi ! Cet abattement se calma par degré, M. Delaury se remit au travail, et, deux heures après, ses comptes étaient en règle, sa démission envoyée au ministre ; une chaise de poste tout attelée était devant la porte, et lui aussi roula bientôt sur la route du Lac.

Le voyage de Livia fut rapide et fatigant. Arrivée à Tours, elle installa Louise dans un hôtel garni, et lui donna l'ordre de l'y attendre vingt-quatre heures sans se montrer. Puis, après lui avoir recommandé Amélie qu'elle embrassa cent fois, elle se mit en route, ranimée, rafraîchie par l'espoir de revoir Maurice. Quand elle arriva, le Lac, si triste, si solitaire, lui parut un lieu de délices. Elle eut des joies d'enfant en retrouvant sa chambre, ses boîtes à ouvrage. Elle parcourait les appartemens, s'asseyait sur chaque siége; se relevait, marchait à grands pas, contemplait avec ravissement tous les endroits où ils avaient été ensemble; et répétait tout haut : — Je vais revoir Maurice! Mon Dieu! je vous remercie de ce bienfait. Elle revint dans la chambre à coucher, après avoir regardé toutes les pendules, et calculé sur ses doigts combien d'heures les séparaient encore. Puis, toute fatiguée de ses pensées d'amour, elle alla se coucher, et s'endormit profondément en répétant encore : — Demain.... demain.

A peu près au même instant, M. Delaury descendait sur la route d'Amboise, dans le même lieu, où l'architecte et lui avaient attendu, en fumant, M. de Maussion parti pour rassurer Livia. Lui aussi répétait demain; car, ce jour-là, l'heure de la vengeance devait sonner. Avant de se coucher, il avait écrit un billet qu'un commissionnaire reçut l'ordre de porter de suite à La Chaise. Lorsque celui-ci entra dans la cour, M. de Maussion, mourant de froid et de lassitude, descendait de voiture, soigneusement enveloppé de son manteau. Personne ne l'attendait; M. Laroche seul prévenu vint le recevoir.

— Je voudrais parler à M. le comte, dit le commissionnaire au premier domestique qu'il rencontra.

— Alors, mon cher, vous ferez bien de prendre la route de Paris; M. le comte n'est point ici.

— Je sais qu'il y est, et puisque je suis bien payé pour lui apporter cette lettre, je veux la lui remettre à l'instant même.

Le domestique lui tourna le dos avec impatience; mais le commissionnaire de M. Delaury était un homme consciencieux, qui ne se rebutait pas pour si peu de chose. Il pénétra dans la cuisine qu'il trouva déserte, puis dans le vestibule où il rencontra M. Laroche.

— Je veux parler à M. de Maussion, j'ai une lettre pour lui, et il a dû arriver ce soir.

M. Laroche jeta sur l'indiscret un regard d'indignation.

— On vous a menti, dit-il avec impatience,

et je vous engage à vous en aller. Mais d'abord voyons votre lettre.

— Je ne vous montrerai pas ma lettre, et il pourrait bien se faire que ce fût vous qui mentissiez, monsieur l'intendant.

M. Laroche était fort embarrassé ; il prit le parti de monter chez M. de Maussion, ce qu'il aurait dû faire d'abord.

Maurice était assis devant un bon feu, et s'abandonnait à une joie mêlée d'angoisses, car ce voyage, dans une saison aussi rude, l'effrayait pour Livia. Mais Henri, consulté avant de prendre aucune détermination, avait jugé lui-même que, pour adoucir le désespoir qu'elle sentirait en apprenant son départ pour V... Maurice devait la revoir ; il était sûr qu'une heure de sa présence lui donnerait pour un an de force et de résignation. Absorbé dans une sorte de somnolence, il n'entendit pas ouvrir la porte.

— Un homme qui se présente, et se dit instruit de l'arrivée de M. le comte, demande à être introduit.

Maurice se frotta les yeux. Qui donc pouvait soupçonner sa présence à La Chaise?

toutes les précautions avaient été prises pour la cacher plus sûrement... Livia, seule, devait envoyer vers lui.

— Vincent, dit-il, en se tournant vers son valet de chambre, allez chercher cet homme, et amenez-le-moi. — Bonsoir, monsieur Laroche, je vous remercie.

L'intendant se retira sur la pointe du pied, et Vincent rentra suivi du tenace commissionnaire, qui marchait tout fier d'avoir vaincu tant de difficultés. Maurice prit le billet, paya largement la commission ; puis, resté seul, il l'ouvrit d'une main tremblante.... Une exclamation d'étonnement lui échappa, puis une profonde stupéfaction se peignit sur ses traits.

— Un duel, s'écria-t-il en froissant le papier ; un duel pour demain matin, et c'est le soir que je dois la revoir !... Malédiction !... Un provocateur qui ne se nomme point, une écriture visiblement contournée. Ah ! Geneviève, il doit y avoir quelque chose de vous dans tout ceci ; mes pressentimens ne me trompent pas.... Je l'ai toujours dit, il y a de la fatalité dans ma vie !.... J'irai, cependant, personne n'aura le droit de m'appeler lâche.

Puis une idée bizarre lui passa par l'esprit, un sourire vint errer sur ses lèvres : Maurice pensait qu'il allait peut-être rencontrer au rendez-vous un adversaire en jupon... Le sérieux revint cependant; et, cédant à la voix intérieure qui parlait en lui, il agita sa sonnette, le valet reparut.

— J'ai un duel demain, Vincent.

— Demain! Je croyais que monsieur était venu si mystérieusement au Lac pour toute autre chose qu'une affaire d'honneur.

— Vous vous piquez de deviner, Vincent.

— C'est que j'observe beaucoup, monsieur.

— Et vous avez bonne mémoire?

— Excellente, monsieur le comte.

— Et bien! souvenez-vous de ceci, et exécutez-le ponctuellement. Si je suis tué, vous porterez au Lac, et à la personne que vous *devinez* une lettre que je vous remettrai; comme mon séjour ici doit être ignoré, quelque chose qui arrive, vous mettrez mon corps dans la voiture, et partirez pour Amboise de toute la vitesse de vos chevaux; puis vous ferez prévenir M. Morin, qui se chargera du reste. Vous avez compris, Vincent?

— Parfaitement, monsieur le comte.

Le valet et le maître se séparèrent pour aller chercher un repos que ni l'un ni l'autre ne put trouver.

Le lendemain, Maurice, vêtu d'un costume de chasse élégant et de bon goût, descendait, à moitié glacé, d'un phaéton attelé de deux magnifiques chevaux anglais, et qui venait de s'arrêter à une lieue du vivier, dans un carrefour presque désert. Le froid était horrible. Pour ramener la circulation dans ses membres engourdis, M. de Maussion marchait avec rapidité; mais il s'arrêtait tout à coup pour jeter un regard curieux sur le côté opposé de la route qu'il venait de parcourir. Puis il revenait sur ses pas, et frappait du pied, avec impatience, quand il s'était assuré que personne ne paraissait encore. Vincent, couvert d'un énorme manteau qui cachait sa livrée, semblait aussi mécontent que son maître de cette singulière promenade.

Enfin Maurice tira de sa poche un joli portefeuille à fermoirs d'or, y prit un papier qu'il déploya, lut des yeux quelques lignes, regarda à sa montre, et laissa échapper une exclamation fort peu ortodoxe.

— Décidément, dit-il en se rapprochant de son valet de chambre, ceci m'a l'air d'une mystification dont je voudrais pour tout au monde découvrir l'auteur; je jure bien que je m'en vengerais convenablement..... Allons, voilà qui est décidé, je pars; si je restais un instant de plus, je deviendrais moi-même une cristallisation.

Vincent ouvrit la portière, Maurice s'élança sur le marchepied. Mais dans ce moment le bruit de roues glissant sur la neige se fit entendre derrière eux.

— Je vous demande pardon de ce retard, monsieur.

Cette voix n'arriva pas jusqu'aux oreilles de Maurice; il s'était retourné, et la vue de M. Delaury, qui se trouvait devant lui, semblait l'avoir pétrifié d'étonnement et de douleur. Appuyé contre un des arbres qui bordent la route, il paraissait faire partie inhérente de cette nature morte et désolée.

Debout, à quelque distance, M. Delaury, calme et grave, attendait en silence une question qui n'arrivait pas. Voyant que Maurice ne se disposait pas à parler, il se décida à le faire le premier :

— Avez-vous des armes, monsieur ?

M. de Maussion trouva la force de faire un signe affirmatif.

Vincent sortit du phaéton des pistolets et des épées. — Voilà, monsieur le comte.

Maurice avait enfin trouvé la force de s'exprimer ; il comprenait l'horrible vérité ; et la pâleur de la mort était sur son visage.

— Quelle arme choisissez-vous, monsieur ? demanda-t-il d'une voix émue. Après ce billet sans signature, que je devais regarder comme une provocation, je trouvais juste que l'on m'en laissât le choix ; à présent je sens qu'il vous appartient.

— J'y renonce, monsieur ; décidez vous-même. Je suis depuis long-temps aussi inhabile au pistolet qu'à l'épée.

— En ce cas, le pistolet, si vous le permettez, monsieur ; les chances seront plus égales ; comment tirerons-nous ?

— Ensemble, monsieur, ensemble, et puissent nos deux vies être anéanties d'un seul coup !...

— Monsieur, reprit Maurice, vous me disiez de n'amener personne, aucun témoin; mais, ne sachant pas quel était mon adversaire, j'ai cru prudent de me faire suivre par mon valet de chambre; je vais le renvoyer si vous l'exigez.

— Non, restez; faites-lui charger vos armes. Je suppose que depuis long-temps cet homme n'avait plus rien à apprendre.

Maurice obéit.

— Maintenant, monsieur, reprit M. Delaury, j'ai une promesse à exiger de vous. Quoique je puisse douter de la sûreté de vos principes d'honneur, je veux bien croire encore à une parole donnée par vous. Car, je le sais, l'opprobre et l'infamie jetés sur un homme qui vous honorait d'une confiance entière, ne prend pas, dans le vocabulaire à votre usage, le nom de perfidie et de lâcheté; je sais que la séduction ne vous paraît point un crime; l'hospitalité violée n'est point un sacrilége à vos yeux; mais je sais aussi que vous regarderiez comme flétrissant de manquer aux règles de conduite que s'est tracées votre conscience intrépide. Vous le voyez, monsieur, j'ai acquis en peu de jours une connaissance exacte des qualités et des vices qui distinguent votre noble espèce.... Enfin, le serment que je réclame de vous est de taire ce duel à votre complice, quelle qu'en soit l'issue.

— Monsieur, s'écria Maurice, ne craignez-vous pas d'être injuste et de vous envelopper vous-même dans ce déshonneur que vous redoutez si fort?

M. Delaury jeta sur lui un coup d'œil plein de mépris et de haine. — Monsieur, dit-il, vous êtes arrivé d'hier à La Chaise, je le sais; ce soir vous devez aller au Lac, y coucher peut-être... Est-ce assez?

Maurice ne répondit pas.

— A présent, monsieur, je vais poursuivre. A mes yeux, Livia est à jamais flétrie; mais, déterminé à venger mon insulte, je le suis aussi à protéger contre vous et contre elle-même la malheureuse victime de votre séduction. Elle restera sous le toit que vous avez souillé tous deux. Cette enfant, fruit de l'adultère, ce mensonge vivant, que vous avez jeté dans mes bras, sans pudeur et sans remords, continuera, si je vis, à m'appeler son père; si je meurs, elle doit encore garder mon nom, la loi le veut ainsi. Je me courbe sous le joug, que je ne puis braver, et je me résigne à supporter l'infamie cachée, pour sauver la réputation de cette femme sur laquelle j'ai promis de veiller sans cesse. Tant qu'elle se croira pure aux yeux du monde, qui pourtant a dû la juger mieux que moi, elle n'osera, j'espère, se placer sous le poids de la réprobation publique, imprégner une tache au front de sa fille, la déshonorer par un éclat! Si je l'abandonnais à vous, à votre amour qui lui manquerait un jour, Livia, marchant de faute en faute, de dégradation en dégradation, finirait peut-être sur ce lit de corruption et de misère où s'est exhalé le dernier soupir de tant de malheureuses dont le début dans la vie avait été moins horrible que le sien...

M. Delaury s'arrêta. Cette affreuse image, qu'il venait d'évoquer lui-même, lui donnait une sorte de délire : ses yeux avaient de l'égarement.

— Ah ! non, non ! s'écria-t-il, Livia mourrait, et je suis un monstre, car je la calomnie !... Écoutez, reprit-il après un instant de silence, je ne vous demande point de ne plus revoir votre maîtresse ; vous ne vous croiriez point engagé par une promesse. Je me charge d'empêcher désormais toutes relations entre vous : à moi le beau rôle d'espion et de geolier ! à moi l'odieuse contrainte, l'hypocrite douceur ! Ces lèvres qui devraient injurier et maudire, souriront en promettant des caresses ; mes bras serviront d'appui à cette femme souillée par vous, à cet enfant que je hais comme elle, et quand le sommeil descendra sur leurs deux têtes, quand elles s'endormiront confiantes et reposées en espérant la protection de celui qui doit veiller pour elles ; quand je compterai les pulsations de leurs artères, les battemens de leurs cœurs, quand je pourrai anéantir d'un seul coup ces deux créatures abjectes, dont vous êtes le séducteur et le père, j'aurai l'atroce volupté de m'enivrer d'une vengeance imaginaire mais cruelle, qui toujours dépendra de moi, que je n'exécuterai jamais, sans doute, mais dont je jouirai comme l'avare jouit du trésor qu'il n'ose se décider à toucher.

M. Delaury s'arrêta : une sueur abondante coulait sur son front, ses dents claquaient, et le calme sinistre de ses regards avait quelque chose de poignant qui saisissait l'âme.

— Ah ! mon Dieu, s'écria-t-il, cette lutte doit-elle être longue ? me réservez-vous des crimes ? Tâchez de me tuer, monsieur, ajouta-t-il en se retournant vers Maurice ; car, je le sens, l'avenir pourrait aussi m'apporter des remords !

Les pistolets étaient chargés. Vincent s'approcha, M. de Maussion tendit la main sans prononcer une seule parole. Son visage était livide, ses cheveux en désordre, son sang ne circulait plus, et ses membres semblaient se mouvoir par une autre volonté que la sienne. Il n'existait plus en lui une seule sensation complète, sa tête bourdonnait ; il avait perdu la mémoire ; seulement il avait peur, non pas peur de mourir, Maurice était brave, et la vie dans ce moment lui semblait un horrible fardeau, dont il eût béni Dieu d'être débarrassé. Mais il se trouvait sous l'empire de cette terreur accablante, produite par le remords d'un crime qu'on a commis en rêve. Il éprouvait cette angoisse fantastique et lugubre dont on voudrait se débarrasser à tout prix; car on espère vaguement ne pas être dans la vie réelle; on doute qu'il y ait de pareilles tortures.

M. Delaury examina son arme, puis fut se placer à dix pas.

— Ainsi, monsieur, nous allons tirer à cette distance.

— Comme il vous plaira, monsieur.

Vincent donna le signal : les deux coups partirent. M. Delaury et Maurice tombèrent en même temps.

XV.

Arrestation.

M. de Maussion n'était point blessé, un évanouissement, qui dura quelques heures, avait causé sa chute; mais Vincent, trompé par cette immobilité, et voulant tenir religieusement la parole qu'il avait donnée, se trouvait déjà à une petite lieue d'Amboise, quand il s'aperçut que son maître n'était pas mort...

Maurice pleurait, s'accusait de meurtre, et dans l'agitation de cette fièvre morale, menaçait de se précipiter hors de la voiture. — Vincent, criait-il, je veux descendre, je veux qu'on arrête à l'instant... Mais ces paroles, qui se précipitaient incohérentes de ses lèvres livides, n'étaient pas même écoutées du valet de chambre. Il avait jugé que le mieux était toujours de s'éloigner du théâtre de cette scène de désordre; et, s'acquittant de ses fonctions de cocher comme s'il n'avait fait autre chose toute sa vie, il arriva à Amboise en quelques minutes; là, il s'arrêta devant la plus modeste auberge, cacha le nom de son maître, et poussa la précaution jusqu'à vouloir à toute force le faire passer pour un Anglais.

Après un sommeil de plusieurs heures, Maurice se trouva plus calme. Il écrivit à Livia et à M. Laroche, fit partir un homme dont Vincent garantissait la fidélité, et attendit, torturé par les plus cruelles angoisses, les nouvelles qu'il avait ordre de rapporter.

Qui n'a pas connu cet odieux supplice de l'attente? A chaque instant Maurice sortait de cette chambre d'auberge, obscure et malsaine, et courait sur la route du Lac. Pour tromper son impatience, il se fixait un but, l'atteignait avec courage; et, lorsqu'il y était parvenu sans rien voir arriver, il revenait anéanti, malheureux, comme si du caprice de sa pensée avait dépendu l'avenir. Enfin, le commissionnaire reparut, Maurice se précipita vers lui. Il apportait une lettre de M. Laroche, qui contenait quelques détails; celle adressée à Livia n'avait pu parvenir, la porte du Lac était fermée pour tout le monde; la jardinière avait refusé de s'en charger... Le messager ajoutait que les paysans savaient fort peu de chose. On racontait que le commandant (c'est ainsi qu'on l'appelait encore) avait eu un duel dans la matinée, qu'il avait tué son adversaire dont le cadavre ne se retrouvait plus.... M. Delaury, malgré son épaule fracassée, avait repris connaissance avant d'être transporté chez lui; on assurait que sa blessure ne présentait aucun danger... Enfin, deux heures après ce duel, on avait vu arriver au Lac une femme de chambre et une petite fille; puis une voiture pleine de malles et de meubles de toutes espèces; ce qui faisait supposer que les maîtres devaient y rester.

Maurice ne savait quel parti prendre. Retourner à Paris sans avoir rassuré Livia lui paraissait une cruauté. Mais, toujours avec son système de précautions et de demi-mesures, ne devait-il pas craindre de la compromettre ; il se souvenait que M. Delaury avait dit : Je veux qu'elle reste sous mon toit, que votre fille m'appelle son père : avait-il donc le droit de venir se placer entre eux ? Et cependant ne plus la revoir, lui faire supposer l'abandon, la laisser seule aux prises avec la destinée, c'était horrible aussi !..... Le 12 au matin, toutes ces questions s'agitaient dans la tête de Maurice. Le 14 au soir, il devait se mettre en route pour l'Allemagne ; les ordres étaient précis ; que faire ?... — Henri ! s'écria-t-il... ah ! oui, Henri, ma providence à moi ! il faut, avant tout, que je lui parle... Et puis, il y avait une pensée qui se cachait, honteuse et timide, au fond de la conscience de M. de Maussion, et cette pensée, la voilà : « Ma carrière que je perds en restant ici.... »

Des chevaux furent amenés, et la chaise de poste s'élança avec une effrayante rapidité sur la route d'Orléans.

Quand Maurice vint tomber dans les bras de l'architecte, qui l'attendait, il ne put prononcer qu'un seul mot : — Trahi ! indignement trahi !..... Et quand il fut assez calme pour expliquer clairement tout ce qui était intelligible pour lui dans cette lugubre histoire, le même nom se prononça en même temps par les deux amis.

— Geneviève ! s'écrièrent-ils...

— Je pense comme vous, vous le voyez, Maurice, dit Henri, la vengeance a été longue à s'accomplir, mais elle est complète, et je l'ai toujours redoutée... Ah ! ma douce Livia, murmura-t-il avec tendresse, combien elle doit souffrir !... — Qu'allez-vous faire, Maurice ?

— Henri, c'est un conseil que je vous demande, répondit-il timidement; car il se rappelait qu'il avait une fois repoussé les conseils qu'il sollicitait aujourd'hui, et puis il sentait que déjà au fond du cœur sa résolution était prise, mais il voulait la faire approuver...

— Remarquez bien, Henri, reprit-il, que la

volonté qu'a exprimée M. Delaury est positive ; il ne se séparera pas de Livia, il lui taira son affreuse découverte...

— Et croyez-vous que Livia ne devinera pas la vérité ? Quand elle aura percé le mystère, qui peut-être n'en est plus un pour elle, au moment où je vous parle, acceptera-t-elle cette hospitalité que le mépris et la pitié lui offrent ? Je ne sais qu'un motif qui puisse l'y décider, son amour pour sa fille ; mais il est juste qu'elle prononce, car votre vie lui appartient maintenant, Maurice.

— Vous avez raison, Henri ; entre nous, il est probable que le monde jugerait ainsi. Je dois à Livia un dédommagement de son bonheur perdu pour moi... En parlant, Maurice était pâle. Il y avait dans le lointain une brillante figure qui l'appelait, c'était la Fortune, et il fermait les yeux pour ne plus voir le fantôme tentateur.

— Écrire serait inutile, reprit Henri après un instant de silence. Il faut voir Livia, la voir à tout prix, ne fût-ce qu'une minute.

— Mon ami, cela est tout-à-fait impossible ; je pars ce soir, vous le savez. A moins de refuser, de fermer moi-même la carrière qui s'ouvre devant moi, je ne puis rester un jour de plus.

— Eh bien, restez, Maurice ! que vous importe, et qu'importe au bonheur de Livia la carrière que vous suivrez.

— Cher Henri, dit Maurice, vous ne réfléchissez pas qu'il sera cent fois plus facile de nous dérober aux poursuites de M. Delaury, en quittant la France, qu'en restant à Paris, où l'on finit toujours par être découvert ; et croyez-vous que Livia n'aura pas aussi plus de confiance et de sécurité loin de sa patrie ?

La vérité de cette réflexion frappa l'architecte. Il sourit en regardant Maurice avec tendresse, son hésitation lui avait fait mal ; il se trouvait dans la position d'un homme qu'on vient de débarrasser d'un soupçon qu'il n'osait s'avouer.

— Pardonnez-moi, Maurice, dit-il, vous avez raison, mille fois raison : mais d'abord je ne vous avais pas compris. Partez ce soir, mon ami ; moi j'irai jusqu'au Lac, déguisé, s'il le faut, mais je verrai Livia ; et si l'opinion d'un homme dévoué jusqu'à la mort peut avoir quelque influence sur elle, je la déterminerai à vous confier toute sa vie; je la prierai d'oublier qu'un jour vous avez refusé ce précieux dépôt; si elle se décide, j'irai à V.... la remettre dans vos bras... La destinée de cette femme, sa destinée d'ordre et de vertu, selon le monde, est à jamais brisée. Mais il y a encore pour elle du bonheur et des vertus possibles : la passion annoblit tout, et je la verrais, avec douleur, accepter un supplice de tous les instans, en restant sous la protection de l'homme qui a le droit de la maudire, dont chaque regard serait une insulte..... Ecrivez-lui, Maurice, je lui porterai votre lettre; mais avant, lisez celle-ci qu'on a remise ce matin à l'un de vos gens.

Maurice prit le billet, et l'ouvrit avec distraction. Ses yeux se fixèrent sur une petite écriture à peine lisible, puis un cri de surprise lui échappa.

— Bon Dieu, dit l'architecte, en se rapprochant, qu'y a-t-il encore; parlez, Maurice?

— Un duel, Henri, un duel pour quatre heures, ce soir! Quel affreux démon poursuit donc ainsi ma vie? ne dirait-on pas que j'ai quelque grand crime à expier. Mais cela est horrible!... Voyez, Henri, lisez vous-même, est-il possible d'adresser à un homme d'honneur une provocation plus insultante?

Henri lut en silence, sa figure était bouleversée.

— Certainement, dit Maurice, cette lettre ne peut être de M. Delaury; je n'ai pas un doute à cet égard : il ne me croit plus de ce monde, et doit être assez gravement blessé, quoi qu'on en dise, pour ne pas songer de sitôt à une nouvelle rencontre... Voyez, d'ailleurs, cette lettre est signée Bénard, je crois?.... Je ne connais personne qui porte ce nom. Depuis deux mois que je suis ici, entièrement absorbé par mes affaires et par mes souvenirs, je n'ai eu de querelle avec qui que ce soit... J'ai beau m'interroger, je n'y comprends rien.... Henri, vous allez m'accompagner, n'est-ce pas?

— C'est-à-dire que j'irai seul. Dans l'état d'irritation et de trouble où vous êtes, Maurice, vous ne devez pas songer à vous battre.

— Mon ami, vous me permettrez, j'espère, de juger moi-même de l'état dans lequel je me trouve. Vous me suivrez comme témoin;

mais toute insistance à cet égard me blesserait sérieusement.

Henri se tut, mais se promit bien d'en agir à sa tête. Ils s'élancèrent tous deux dans un cabriolet qui descendit au galop la rue des Saint-Pères. Arrivé sur le quai, Henri, qui conduisait, se vit forcé de marcher au pas. Des groupes nombreux obstruaient la rue : on parlait, on s'agitait, des gardes à cheval, d'autres à pied, emmenaient un homme que l'on venait d'arrêter. Cet homme, d'une taille moyenne, avait la tête couverte d'une casquette dont la large visière cachait entièrement ses yeux; Henri, penché en dehors du cabriolet, ne pouvait distinguer son visage, et cependant, en l'examinant, un soupçon confus avait traversé son esprit...

L'architecte était parvenu à se faire un passage; il allait remettre son cheval au galop, quand un enfant, aposté au coin d'une borne de la maison d'où sortait le prisonnier, s'avança, un papier à la main, presque sous les roues; il considérait les armes, la livrée du domestique placé derrière, puis enfin la physionomie des deux jeunes gens dont il avait sans doute un signalement exact; car, s'adressant à Maurice, il lui dit : — C'est vous qui êtes le comte de Maussion, n'est-ce pas, monsieur?

— C'est moi-même, que me voulez-vous?

— On m'a chargé de vous remettre cette lettre; et, après avoir glissé son papier dans les mains de Maurice, il s'échappa en courant de toutes ses forces.

— Voyons ce singulier message... Maurice lut tout haut :

« Je ne suis plus libre, notre rencontre est
« impossible; mais si vous ne voulez pas pas-
« ser pour un lâche, rendez-vous d'aujour-
« d'hui en quinze jours, et à la même heure,
« au lieu désigné, j'y serai : car mes amis veil-
« lent; mon évasion est assurée. »

Sans faire supposer à nos lecteurs que Maurice n'eût pas de bravoure, nous pouvons avouer franchement que sa première sensation fut un plaisir assez vif.

— Eh bien, je vous assure, Henri, que je suis très décidé à ne pas l'attendre.

— Et vous ferez bien, Maurice, répondit l'architecte, dont les souvenirs devenaient plus présens, et qui tout à coup croyait reconnaître le prisonnier pour le messager de Geneviève. En rentrant, il demanda au domestique qui les suivait s'il savait quelque chose du motif de l'arrestation dont il venait d'être le témoin.

— Oui, monsieur, répondit-il : on disait que c'était un homme qui se cachait pour conspirer.

Henri ne parla point de cette découverte à Maurice, qui, le soir même, partait pour V.... Il fut décidé que, quelques jours plus tard, Henri se mettrait en route pour le Lac.

XVI.

Le Vivier.

L'architecte apprit par M. Laroche tout ce qu'il voulait savoir sur Livia ; elle ne sortait pas, ne voyait personne. Louise avait été renvoyée, et toute communication semblait rompue entre les habitans du Lac et le reste du monde.—Je suppose, ajouta l'intendant, que madame Délaury est gardée à vue, et je crois impossible de lui faire parvenir une lettre; car j'ai tout tenté sans réussir.

Quand le jour fut venu, Henri alla, par des chemins détournés, jusqu'à la porte du Lac. Jamais ces arbres ornés de glaçons, cette nature morte, enveloppée de son manteau de neige, ne lui avait paru si attristante. Une vieille femme du Vivier, à qui il avait fait souvent l'aumône pendant son séjour à La Chaise, parut à quelque distance, succombant à moitié sous un énorme fagot de branchages qu'elle venait de chercher à la forêt; elle le reconnut et s'arrêta devant lui, heureuse de le revoir.

— Que Dieu vous bénisse, monsieur Morin, dit-elle, votre présence annonce sans doute celle de M. le comte; les pauvres avaient bien besoin de son retour. Et la figure de la vieille, pâle et hâve de misère, prouvait assez qu'elle disait vrai.

Henri tira une pièce d'argent de sa bourse.

— Tenez, dit-il, voilà de la part du comte.

— Oh! c'est un digne maître, répondit-elle en hochant sa tête grise, et pourtant il court de méchans bruits sur son compte; mais bast!

ce sont des mensonges; on sait que les hommes ont des langues de vipère.

— Et que vous a-t-on dit sur M. de Maussion?

— Rien, si ce n'est qu'on l'accuse de vouloir enlever cette jolie madame Delaury. C'est un brave que le commandant; mais on assure qu'il est jaloux, furieux; c'est pour cela qu'il faut parler bas. Le fait est que la pauvre femme arrache les larmes, tant elle est changée; elle me donne chaque fois qu'elle me rencontre.

— Madame Delaury sort donc? demanda Henri.

— Oui, monsieur, le dimanche elle va à la messe, et, depuis cette semaine, elle est venue, presque tous les soirs, faire sa prière à la chapelle du Vivier.

— Et seule? demanda-t-il encore.

— Je crois que oui, monsieur.

— A quelle heure?

— Mais avant son dîner, à la nuit tombante. A présent, les jours sont si courts! chère dame! elle se met toujours devant l'autel de la Vierge. Bien sûr qu'elle prie pour sa petite fille, qui est si délicate qu'à chaque instant on la croit près de mourir, à ce que dit la jardinière.

Henri quitta sa protégée, revint à La Chaise, se fit donner par M. Laroche un costume de paysan, et le lendemain, après s'être muni d'un bâton, il partit pour le Vivier. Le jour touchait à sa fin quand il entra dans la chapelle, et cependant il se cacha pour n'être pas vu; car, malgré les assurances de la vieille femme, il craignait que Livia ne fût accompagnée. Quand elle arriva, elle était tellement enveloppée, le voile qui lui tombait sur les yeux était si épais, qu'il put à peine la reconnaître. Elle s'agenouilla, resta longtemps absorbée dans une méditation contemplative qu'il n'osait interrompre, car il redoutait surtout de l'effrayer. Enfin, elle leva la tête, rejeta son voile en arrière; et un cri faillit s'échapper de la poitrine de l'architecte. Livia n'était plus qu'une ombre.

Il fit quelques pas vers elle; elle se retourna épouvantée.

— C'est moi! c'est moi! s'écria-t-il, et sa voix était si pleine de larmes, qu'à son tour elle ne le reconnut point, et allait s'enfuir.

— Livia! chère Livia, restez, je vous en conjure.

Cette fois, elle le devina; leurs mains se pressèrent.

— Vous ici! Henri, pour moi sans doute? Ah! je vous revois enfin, je vous pardonne; et cependant vous l'avez abandonné à l'heure du danger, ce Maurice que vous prétendiez aimer!

Des larmes brûlantes roulaient dans les yeux de la jeune femme.

— Livia, dit-il, en reprenant sa main, tout bonheur n'est pas perdu pour vous; car c'est Maurice, Maurice lui-même, qui m'envoie vers vous.

— Pourquoi donc me tromper ainsi comme un enfant crédule? je sais tout, Henri... et peut-être que si cet affreux malheur m'avait frappée d'une manière inattendue, mon âme aurait succombé sous son poids; mais, lorsque je me réveillai le matin de ce jour où je devais voir Maurice, j'avais perdu cette confiance dans l'avenir, cette sécurité d'espérance qui fait jouir par anticipation de la joie qu'on a rêvée, j'étais pâle, inquiète, placée devant mes fenêtres que le givre couvrait; j'essayais d'agrandir par la pensée cet horizon blanchi de neige, dont le mélancolique reflet m'attristait encore. Le silence qui m'entourait me faisait peur; je tressaillais en écoutant ma voix; les mouvemens qui m'échappaient semblaient dirigés par un second être qui agissait sans ma participation. On eût dit que mon âme s'envolait, que tous les ressorts de ma vie allaient se briser l'un après l'autre; puis, je retombai dans une sorte de somnolence : je crus entendre des cris de désespoir, et, sans qu'il se fût rien passé d'extraordinaire autour de moi, j'en arrivai à ce point d'être persuadée que la fatalité avait soufflé sur mon existence; que j'appartenais au malheur, et que vouloir lui échapper serait folie. Enfin, quand on m'apporta M. Delaury que je devais croire si loin de moi, quand je le vis pâle, ensanglanté par sa blessure, je n'éprouvai point de surprise; j'avais tout deviné.... Ma fermeté parut l'étonner, car je me montrai près de lui, bonne, attentive ; mais quand j'eus acquis la certitude que sa vie à lui n'était pas menacée, je vins, forte de ma douleur, me placer sous ses regards.

« N'essayez pas de m'abuser, lui dis-je ; je sais tout. Vous êtes instruit ; vous avez compris que je l'aime, et vous l'avez tué !... Parlez donc, m'écriai-je, répondez-moi, où est Maurice à présent ? »

« Ses yeux étincelèrent. Entraîné par le désespoir frénétique qui s'emparait de lui en m'écoutant, il s'écria d'une voix pleine de colère et de rage :

« Oui, je l'ai tué, cet homme ! tu ne le verras plus, et, puisque ton cœur t'éclaire, je renonce au supplice de la contrainte. Oh ! n'est-ce pas, continua-t-il avec une amère ironie, n'est-ce pas que vous avez tous deux bien souvent ri de cette crédulité imbécille qui ne devinait pas la trahison, quand la trahison marchait pourtant la tête haute ! Comme vous avez applaudi à votre adresse, vous, femme déhontée, à qui j'avais voué un culte de respect et d'amour !

« Ecoutez-moi, lui dis-je, je ne vous ai point trompé ; car je n'ai jamais feint pour vous les sentimens que je n'éprouvais pas. Vous vous êtes emparé de ma vie, vous m'avez volé ma jeunesse, dont j'ignorais le prix, et lorsque je me suis condamnée à subir vos caresses, parce que l'on m'assurait que je devais vous épargner le scandale, j'ai expié dans un instant les fautes d'une vie entière; car une autre image m'occupait : mes lèvres conservaient l'empreinte d'autres baisers qui les brûlaient encore. Je vous aimais pourtant.... oui, j'avais pour vous l'affection d'une fille, et si l'un de nous a besoin du pardon de l'autre, c'est vous qui devez souhaiter d'être absous d'avoir fait de ma jeunesse un long jour de deuil.... »

— Depuis, reprit Livia, on m'a dit que j'avais été bien dangereusement malade. Dans ma convalescence, je rêvais le suicide, un jour je m'échappai, je marchais vers l'étang du Vivier, mais j'étais bien faible encore, mes jambes chancelaient. Tout à coup, je crus entendre la voix d'Amélie, de ma fille, dont je ne m'occupais plus, dont j'avais perdu tout souvenir; elle m'appelait, je sentis des larmes mouiller mes yeux, je revins vers elle, et depuis je n'ai plus osé, car j'étais calme et j'avais peur de mourir.

Henri l'écoutait parler sans l'interrompre. Toutes ces paroles passionnées qui, se précipitaient des lèvres de la jeune femme, semblaient soulager son âme. Quand il vit ses yeux perdre l'éclat factice que cette agitation lui avait donné, il reprit sa main qu'il pressa avec tendresse, puis prononça le nom de Maurice.

—Mort! mort, répéta-t-elle avec égarement.

—Chère Livia, voulez-vous m'entendre?

—Je vous écoute, Henri.

—Eh bien! Maurice n'a pas même été blessé le jour de ce duel.

Les genoux de Livia fléchirent; elle se retrouva inclinée devant l'autel.—Mon Dieu! dit-elle en joignant les mains avec ferveur, faites que je ne meure pas!.... Puis, se tournant vers Henri, elle lui montra un visage rayonnant d'une joie céleste.

En la contemplant, le cœur de l'architecte bondissait; une rougeur subite s'était répandue sur ses joues, il fit quelques pas en arrière, puis s'arrêta, revint près d'elle, mais enveloppé de gravité et de froideur. Il raconta les ordres donnés à Vincent, l'évanouissement de Maurice, son prompt départ qui avait abusé M. Delaury ; il parla de la lettre envoyée pour elle, et qui n'avait pu lui parvenir ; enfin, il lui peignit toutes leurs angoisses.

— Henri, dit Livia avec expansion, je suis bien ingrate, bien folle, de vous avoir soupçonné d'oubli ; mais, voyez-vous, j'étais incapable de rien juger sainement. Je n'avais plus qu'une pensée, un accablant remords d'avoir perdu Maurice par mon imprudent amour. Ma tête aussi s'inclinait vers la tombe, mais je faisais tout ce que je pouvais pour ne pas mourir, pour ne pas abandonner ma fille ; pauvre enfant! jadis objet d'amour, maintenant de haine et d'exécration.

— Livia, dit Henri, votre existence ici doit être intolérable ; en restant, vous feriez deux victimes, vous et votre mari ; il faut me suivre, j'ai promis de vous conduire à Maurice.

— Il l'a voulu! il m'a demandée! s'écria-t-elle avec ravissement. Mon Dieu! que de biens vous m'envoyez à la fois! Maurice veut ma présence! Ah! je suis trop payée de ce que j'ai souffert!....

Eh bien! — ajouta-t-elle avec son doux et confiant sourire, — je resterai pourtant, car le malheureux que nous avons insulté redoute surtout le scandale public; il en mourrait, je le sais; ma fille me serait disputée. Le nom de Maurice, ce nom sacré pour moi, retentirait dans les tribunaux. Il se croit fort à présent, parce que son amour pour moi l'emporte; mais il en souffrirait cruellement. Ses opinions n'ont pu changer en quelques heures. Non, je ne vous suivrai point Henri, c'est impossible! Quand je n'étais pas mère encore, quand j'étais peut-être une femme coupable, mais pure d'autres caresses que celles de Maurice, j'ai voulu lui donner toute ma vie; j'ai interrogé son cœur. J'ai vu que lui aussi ne savait point affronter le monde: quand je lui demandai si je pouvais le dédommager de toutes les jouissances dont un éclat le priverait infailliblement, il m'a répondu: Jamais!... Je ne l'ai point oublié, Henri. Si j'étais libre, je volerais vers lui, j'irais lui demander son nom, je deviendrais sa femme aux yeux de tous. Mais tant que mes liens ne seront pas rompus, tant qu'un autre pourra me faire rougir, en me rappelant ses droits, je supporterai le joug, quelque odieux qu'il puisse être.

— Livia, vous êtes un ange; mais, croyez-moi, cette résignation n'est pas dans la nature, vos forces s'épuiseront, et vous déchirerez le cœur de Maurice.

— Mais ma fille! Henri, ma fille que vous oubliez toujours. Ma résolution est inébranlable, voyez-vous; je refuse, dussé-je en mourir de regret.

— Ne parlez pas ainsi, répondit-il vivement, réfléchissez, Livia; demain, à pareille heure, je viendrai chercher votre réponse. Maintenant, adieu...

— Oui, adieu, dit-elle avec tendresse, je vous apporterai une lettre pour Maurice, mais courte, bien courte, car j'ai peu de liberté à présent.

Quand, le lendemain, il la vit accourir forte, animée, elle ne ressemblait plus à la femme de la veille.

— Eh bien! Livia.

— Je n'hésite point, mon ami, je ne vous

suivrai pas ; et cependant je suis bien malheureuse ! L'heure des repas qui me réunit à M. Delaury est un supplice dont rien ne peut vous donner l'idée. Le reste de son temps se passe aussi dans la solitude ; son caractère et ses habitudes changent chaque jour : il ne lit pas, ne parle plus, ne visite jamais son parc qu'il aimait tant. Chaque fois qu'un journal lui tombe sous la main, il le repousse avec indifférence, lui que la politique intéressait tant autrefois ! Il reste assis, des heures entières, dans le petit salon d'été, où il refuse même du feu, tant la présence de quelqu'un lui est insupportable ! Si vous saviez, Henri, combien il m'inquiète ! combien je souffre en songeant aux tortures que j'ai amassées dans son âme ! et puis, ajouta-t-elle d'une voix plus timide, je crois, je crains que M. Delaury ne cherche l'oubli de ses peines dans la suspension de la pensée, dans l'abrutissement des facultés morales. Je ne l'épie jamais ; mais souvent je reconnais sur son visage la trace des excès auxquels il se livre...

Henri pleurait en l'écoutant ; car il l'avait

aimé cet homme si malheureux ; il connaissait son âme si noble, si expansive ; il se rappelait leurs longues causeries, où se montraient toute la droiture, toute l'excellence de son caractère, et il se demandait s'il n'y avait pas dans le cœur humain une effroyable mission donnée par Dieu ; si cette haine inextricable, cette jalousie féroce, cet amour qui brûle et dévore, enfin toutes ces passions envahissantes et cruelles n'étaient pas autant de poignards acérés, dont nous étions tous armés pour nous déchirer et nous détruire !...

— Je n'insiste plus, dit-il à Livia ; restez, adoucissez ses souffrances, vous le pouvez encore peut-être, car il vous a beaucoup aimée. Moi, je ne partirai pas pour l'Allemagne avant un mois ; envoyez-moi vos lettres pour Maurice. Je veillerai sur vous, Livia, et si votre position devenait intolérable, vous me rappelleriez, n'est-ce pas ?

— Je vous le promets, Henri ; mais, je vous en conjure aussi, ne tardez pas à rejoindre Maurice. Loin de vous, loin de moi, son existence doit être bien incomplète.

Puis leurs mains se pressèrent encore une fois, et Livia disparut en lui envoyant un dernier adieu.

Ce fut de Paris seulement que l'architecte écrivit à Maurice le refus positif de la jeune femme; il racontait leur entrevue, et montrait des craintes très vives de la voir succomber dans cette lutte de toutes les minutes. Trois semaines se passèrent sans recevoir de réponse; enfin on lui envoya de l'Ambassade un énorme paquet que nous allons reproduire dans toute son étendue.

V...., 15 décembre.

« Je croyais avoir enfin épuisé la coupe d'a-
« mertume, mais je m'abusais, Henri. Seul,
« entouré d'étrangers, sans un cœur où je
« puisse m'épancher, mon agonie dure depuis
« quatre jours, et peut-être n'est-elle pas près
« de finir. J'ai peur de l'avoir perdue pour
« toujours, cette Livia dont l'image me pour-
« suit dans mon isolement. Rappelez-vous ce
« que j'ai souffert, lorsque vous m'appeliez in-
« grat, lorsque je voyais le déshonneur sus-
« pendu sur sa tête. Eh bien! c'est la même

« angoisse, mais plus longue, mais plus dou-
« loureuse encore, car toutes ces tortures s'a-
« joutent aux miennes. Voilà donc les joies de
« l'amour ! Henri. Elle peut mourir, et mou-
« rir en désespérée, en m'accusant d'indiffé-
« rence, car elle se rappelle qu'un jour je l'ai
« repoussée.... Cette réflexion est trop poi-
« gnante ; je ne puis la supporter..... Il ne
« manquait à mes chagrins que de la voir dou-
« ter de moi ; se faire une arme d'un mot dit
« quand je voulais éloigner d'elle une destinée
« maintenant inévitable. Henri, cela est af-
« freux, cruel, je ne reconnais plus Livia.
« Elle veut donc me laisser avec un remords,
« je ne le crois pas ; elle aura pitié de moi ;
« elle viendra, quand elle saura bien que je
« l'appelle ! Mon ami, ma tête s'égare peut-
« être, car je suis malade.

Le 20 décembre.

« Henri, j'ai beaucoup souffert ; on m'a sai-
« gné, je vais mieux maintenant. J'ai pu ré-
« fléchir au refus de Livia ; il m'anéantit, mais
« je le comprends à présent que je suis plus
« calme. Henri, c'est à sa fille qu'elle se sa-

« crifie, n'est-ce pas? Mais elle ne doute pas « de moi, de ma tendresse; aux tourmens de « l'absence, elle n'ajoute pas d'injustes re- « proches, des préventions coupables? Rassu- « rez-moi, mon ami, dites à Livia que notre « séparation ne peut durer après tout; qu'à « quelque heure, à quelque moment qu'elle « me réclame, je volerai vers elle dès qu'elle « m'aura dit je le veux! Quand vous pense- « rez être inutile à Paris, venez vite; votre « présence m'est indispensable; je suis seul, « accablé d'affaires, mais tout marche ici vers « un succès. Il est à peu près sûr que je réus- « sirai.... Ah! pardon Henri, j'oubliais que « nous ne le désirons pas également. En poli- « tique, vous avez, mon cher, une exaltation « qui vous égare; vous en reviendrez.

Le 3 janvier.

« Vous voyez, Henri, que le départ des dé- « pêches a été retardé; et, n'ayant rien à « vous dire, j'ai préféré attendre encore. Je « suis pressé, je n'ai pas même le temps de re- « lire mes premières lettres qui, peut-être, « sont fort ridicules. Je puis, au reste, vous

« annoncer une nouvelle qui me fait grand « plaisir : Anatole de Roquevaire est ici. Jugez « quelle ressource dans mon isolement ! Il est « venu régler les comptes d'un nouvel héri- « tage ; nous avons beaucoup causé. Il est « amoureux, depuis deux ans, d'une très jolie « femme de notre connaissance commune. « Vous vous rappelez, Henri, cette jeune Ma- « thilde de Berney, dont l'hôtel touchait au « nôtre à Naples ? si délicieuse dans son grand « deuil, après la mort de son vieux mari qu'elle « pleurait assez peu, je crois. Mathilde est fort « riche, fort bien lancée ; ce mariage est très « désirable pour notre ami, et l'héritage qu'il « vient de faire ici, aplanit entre eux tous les « obstacles.

« Adieu, Henri, arrivez, j'ai besoin de vous. »

Ceux qui ont étudié le cœur humain, trouveront que celui de Maurice avait suivi la marche ordinaire, la gradation observée dans toutes les crises. Quand l'imagination fait seule les frais de la sensibilité, cette sensibilité n'est jamais mortelle.

XVII.

Drame à Huis-Clos.

Un soir, Livia attendit en vain M. Delaury parti pour Amboise, où il ne devait rester que quelques heures. Toute la nuit s'écoula sans qu'il parût; et le matin, quand elle le vit entrer dans le salon où elle travaillait silencieuse, ayant sa fille à ses pieds, elle tressaillit de tous ses membres, car il l'arrachait à ses rêveries d'amour. Captive chez elle, se croyant surveillée par des domestiques inconnus, Livia cherchait un moyen de faire parvenir à Maurice une lettre qu'elle venait d'écrire. Un seul regard jeté sur M. Delaury lui fit comprendre qu'il ne rapportait pas toute sa raison de cette absence prolongée : ses yeux étaient rouges, sa voix brisée, ses gestes brusques. Il s'assit sans la regarder. Amélie, que le silence ennuyait, sauta sur les genoux de sa mère, jouait avec sa collerette dont elle chiffonnait les ruches ; puis, ayant senti un papier dont elle découvrait déjà l'extrémité, elle plongea ses petits doigts, le saisit sans que Livia eût le temps de l'en empêcher, et s'enfuit en riant de ce rire franc et naïf de l'enfance. Le coup d'œil de M. Delaury fut prompt comme l'éclair, il arracha le papier des mains d'Amélie... et lut sans que Livia fît un seul mouvement pour le reprendre : immobile, anéantie, elle était restée sur son siége. Cette lettre était celle destinée à Maurice, à ce Maurice qu'il croyait mort..... Le visage de M. Delaury déjà enflammé par les excès de la veille, s'empourprait de colère, il étouffait...

— A merveille, dit-il avec une expression

de rage concentrée, la partie est à recommencer. Je vous remercie, Livia, de m'avoir tiré d'erreur par votre imprudence..... J'irai à V.... vous pouvez en être sûre; car voyez-vous, Livia, il ne doit pas rester en même temps sur la terre deux hommes qui puissent dire : elle a été à moi.... Il faut qu'un de nous deux meurre. Cette fois priez le ciel pour que la victime ne soit pas celui que vous aimez. Je le désire, car ma vie est, grâce à vous, un insupportable supplice !

— Pourquoi vous exaspérer ainsi ? dit-elle avec douceur; laissez vivre en paix un homme qui souffre autant que vous, peut-être...

— Et n'a-t-il pas déshonoré vous et moi, cet homme ? ne m'a-t-il pas fait au cœur une plaie que chaque jour envenime davantage ? et vous voulez que je le laisse vivre en paix, que je le plaigne. Vous me croyez bien lâche... Non, madame, non, je ne suis point disposé à l'indulgence; voyez cet acte par lequel je reconnais devoir à mon frère une somme de 100,000 francs, toute ma fortune..... Votre fille ne devait pas frustrer mes neveux, c'est un remords que j'ai voulu vous éviter, et je me félicite d'avoir pris ces dispositions hier : mon voyage ne sera pas retardé.

Livia, penchée sur sa fille à genoux devant elle, la regardait sans la voir. Amélie se dégagea des bras de sa mère, qui l'étreignait convulsivement, et courut chercher à l'autre bout du salon un jouet qu'elle venait de découvrir; en accourant après s'en être emparée, elle s'arrêta devant M. Delaury, et dit avec son doux bégaiement :

— N'est-ce pas, papa, qu'on peut raccommoder mon polichinelle?

Pour mieux le montrer, elle appuyait une de ses petites mains sur les genoux de M. Delaury.

— Ne m'approchez pas, ne me touchez pas! s'écria-t-il avec véhémence.

Il repoussa brusquement l'enfant, dont les jambes chancelèrent, et qui manqua tomber sur le parquet.

— Monsieur, s'écria Livia, arrachée à sa morne apathie, ce que vous faites là est affreux!....

— Je vous ordonne de vous taire, vous, Livia, misérable créature dont la vie n'est plus qu'un mensonge ; abjecte femme, que je briserais si je le voulais !...

Tous ses muscles gonflés, tendus par la colère et l'ivresse, le rendaient horrible. Livia tressaillit, ses lèvres pâlirent.

— Tout vous fait trembler, dit-il, tout, excepté le crime ! Que vous importe, en effet, le déshonneur que vous amassez sur ma tête. Le vice, c'est votre atmosphère à vous, le parfum qui flatte vos sens, le soleil qui vous fait vivre. Il a fallu l'adultère et le mensonge pour ranimer vos regards, qui s'éteignaient dans cette existence calme et pure, qui fait la joie des autres femmes. Vous seriez morte, si votre âme de boue ne s'était retrempée dans l'intrigue. Ah ! je vous connais à présent !!...

Il s'était approché d'elle ; son visage était menaçant et terrible. — Voyons, levez-vous, ajouta-t-il, débarrassez-moi de cette enfant dont la vue m'irrite, disparaissez avec elle ; que faites-vous ici ?... Et ses larges mains se posant sur les bras frêles de Livia, il lui arracha un cri qui le fit sourire... — Vous souffrez donc enfin ? dit-il.

Livia releva la tête, l'indignation lui rendit du courage.

— Je ne vous crains point, dit-elle, et c'est moi qui vous méprise à présent; ce que vous faites là vous avilit à tout jamais.

Les liqueurs fermentaient de plus en plus dans la tête du malheureux; sa tête s'égarait entièrement, il saisit de nouveau le poignet de Livia.

— Il faudra bien que vous me demandiez grâce, orgueilleuse! Je veux vous voir humiliée, suppliante, votre insolence m'indigne. Voyons, femme, à genoux! à genoux, vous dis-je?

— Je ne vous crains pas, répéta-t-elle avec plus d'audace; et cependant la frayeur se peignait sur son visage.

Il serra plus fort, ses membres délicats se trouvèrent pressés comme dans un étau; elle ne céda pas, car chez cette femme nerveuse et passionnée, l'irritabilité ressemblait à de l'héroïsme.

— Eh! bien, dit-il avec d'épouvantables imprécations, je veux pourtant te voir rouler à mes pieds, t'entendre me crier grâce, dussé-je pour cela commettre un meurtre.....

Voyons si tu me résisteras encore ?... Et par un mouvement brusque, il se retourna vers Amélie dont les regards se fixaient sur eux avec un étonnement qui faisait place à l'effroi, car elle commençait à deviner que sa mère ne *jouait* plus.

Mais Livia avait compris, et d'un seul bond s'était élancée près de sa fille qu'elle couvrait tout entière ; puis, pâle, bouleversée de terreur, elle s'écria d'une voix inintelligible :

— Je vous défends de la toucher... Si vous faites un pas vers elle, je vous tuerai !!...

Ces derniers mots expirèrent tout-à-fait sur ses lèvres. Elle avait perdu tout sentiment, toute raison ; sa douce et touchante figure était effrayante de haine et de menace... Elle était folle, mais vraiment grande et noble, ainsi exaspérée par cet inexprimable amour de mère. Une sueur froide coulait sur ses joues, ses yeux étincelans se fermèrent, ses genoux fléchirent, elle tomba aux pieds de son mari, comme il le voulait ; mais mourante, inanimée, et le mot grâce ne s'échappa pas de ses lèvres.

Les cris de la pauvre petite attirèrent les domestiques. Quand ils parurent, Livia était encore sans connaissance; et M. Delaury, appuyé sur un meuble, livide, insensible, ressemblait à un homme frappé de stupidité; on lui parla, il n'entendit point, ses yeux étaient fixes et voilés, une sorte de stupeur terrifiante s'était emparée de son esprit, et quand les premiers regards de Livia se fixèrent sur lui, il n'était point encore sorti de son immobilité. Tout à coup il tressaillit; ses nerfs se contractèrent comme lorsqu'on est arraché aux souffrances d'un fatigant cauchemar; la mémoire lui revint, l'ivresse se dissipa, il jeta sur sa femme un regard plein de désespoir et de repentir, puis sortit avec rapidité.

— Où fuir? se demandait-il en parcourant au hasard les routes qu'il ne reconnaissait plus; que faire pour me soustraire aux regards de cette Livia dont la voix n'est plus qu'une insulte, dont l'indulgente douceur me ferait mourir? et je l'aime, mon Dieu! je l'aime encore!... Puis le suicide lui apparut, il le caressa comme un fantôme ami; c'était un refuge contre la honte, toute irrésolution avait cessé. M. Delaury revint au Lac, monta dans sa chambre sans qu'on s'aperçut de son retour. En traversant les corridors il entendit chuchoter à voix basse : on parlait d'enfant, de convulsion, d'ivresse ; il se fit horreur.

M. Delaury chercha ses pistolets ; après les avoir chargés, il les posa sur sa table ; puis il s'assit ; et calme, parce qu'il était décidé, il s'abandonna à la rêverie qui s'emparait de son esprit. Il se rappelait l'aimable et candide jeune fille qu'il avait promis de protéger ; il recommençait ces scènes des premiers temps de leur union, où toujours la victoire restait à la faiblesse, où la volonté puissante d'un homme se brisait contre cette force d'inertie opposée par un enfant ; il voyait, trop tard que l'irréparable s'était placée entre eux dès les premiers instans ; qu'il l'avait froissée, éloignée de lui, sans retour ; qu'en voulant user de ses droits, il les avait déruits ; que, dans cette âme enthousiaste et romanesque, le mot devoir avait sonné creux ; mais que c'était sa faute à lui, puisqu'il savait mieux la vie, qu'il devait la guider, la ménager comme une plante délicate et fragile ; semer l'amour, puis attendre avec patience, pour en récolter les fruits. Il pensait aussi à ce Maurice si beau, si plein de jeunesse et de grâces, dont la main avait tant de fois pressé la sienne, qu'il appelait du nom d'ami, et si près de l'éternité, toute cette amère jalousie s'évanouissait de son cœur... Le pardon se pressait sur ses lèvres. Il écrivit d'abord à Henri.

« Vous aussi, Henri, vous m'avez cruelle-
« ment trompé; mais je vous aime encore. Je
« vais mourir, et c'est à vous que je confie la
« pauvre Livia.... Protégez-la contre les dou-
« leurs que je crains pour elle; dites-lui que
« si la honte ne m'avait retenu, c'est moi qui
« serais allé me jeter à ses genoux, et lui
« crier grâce, car je l'ai outrageusement trai-
« tée aujourd'hui !... Henri, je me suis con-
« duit comme un misérable sans dignité et
« sans honneur; ses regards m'auraient fait
« rougir... Quand vous la verrez pleurer, dites-
« lui qu'à ce moment solennel mon cœur était
« rempli d'indulgence et de tendresse... Je
« sais bien à présent que, dans cette union mal
« assortie, où les défauts et les qualités se res-
« semblaient si peu, il fallait que l'un des deux
« fût la victime de l'autre.

« Adieu, Henri; vous croyez en Dieu, priez pour moi.... »

M. Delaury plia ce billet, copia exactement l'adresse tracée par Livia sur la lettre destinée à Maurice, puis sonna, et donna l'ordre de la faire porter à la poste; un autre devoir lui restait à accomplir; anéantir cet acte, qui rendait son frère possesseur d'une fortune dont il ne voulait plus dépouiller Amélie. M. Delaury s'avança vers son secrétaire, sa main se posa sur la clef; il resta immobile un quart de seconde, puis tomba presque foudroyé par une attaque d'apoplexie.

Quelques heures après, la chambre de M. Delaury, à qui on avait administré les secours nécessaires, présentait un aspect à la fois lugubre et touchant. Au chevet du lit, Livia, dont le visage avait une expression de souffrance et de douceur indicible, était assise, tenant sur ses genoux Amélie qu'une fièvre dévorait, et qui ne voulait pas s'endormir ailleurs. Livia suivait d'un œil inquiet et attentif tous les mouvemens de M. Delaury. D'instant en instant, d'une main elle soutenait son précieux fardeau, et de l'autre essayait d'introduire quelques gouttes de potion dans la bouche du malade.... Livia ne parlait pas, ne s'agitait point; si ces devoirs qui la partageaient n'eussent pas été remplis avec ce zèle, cette exactitude de la femme qui tremble pour ce qu'elle aime, on l'aurait crue une habitante de l'autre monde, un de ses anges gardiens qui veillent au chevet du mourant, chargés de porter aux pieds de Dieu l'âme dont ils s'emparent, et de répandre sur le dernier soupir de l'homme, une douceur inattendue.

M. Delaury avait de la connaissance sans doute; car ses yeux, pleins d'une paternelle affection, se fixaient souvent sur Livia. Il y avait entre eux cette paix profonde, cette réconciliation complète, entière, que le christianisme promet à ceux que la pénitence a purifiés.

Une nuit, puis une longue, une interminable journée se passèrent ainsi. Livia, qui ne dormait pas, qui ne prenait aucune nourriture, ne paraissait cependant ni malade ni fatiguée; ses facultés étaient doublées, sa vie, suspendue à ces deux vies menacées en même temps, n'avait jamais été si énergique et si forte.

Deux gardes, un médecin s'agitaient aussi dans cette chambre d'agonie, mais leur présence n'amenait aucun résultat. L'état des deux malades empirait visiblement vers le soir. M. Delaury fit un mouvement, ses lèvres s'entr'ouvrirent, Livia s'approcha le plus qu'il lui fut possible ; on venait de poser les synapismes aux deux bras de son enfant ; elle n'osait remuer.

— Amélie ! je veux bénir Amélie, entendit-elle indistinctement...

Les yeux de la malheureuse mère se mouillèrent de larmes ; elle essaya de soulever Amélie, dont la tête retomba. Les mains de M. Delaury avaient repris de l'élasticité ; elles se posèrent sur le front brûlant de l'innocente créature. Il murmura quelques mots de bénédiction et de tendresse, chercha la main de Livia, la pressa doucement.... — Soyez heureuse.... Vivez pour lui, je pardonne à tous deux... Il se tut, accablé de fatigue ; puis une nouvelle idée traversa son esprit ; il jeta sur Amélie un regard attentif, sa figure pourpre,

sa respiration haute et difficile le frappèrent...
— Malheureuse! malheureuse mère! dit-il... Et la douleur bouleversa ce visage dont la mort s'emparait déjà. Ce mot fut le dernier; quand le médecin s'approcha, M. Delaury n'existait plus.

On eut bien de la peine à arracher Livia d'auprès de ce lit, où ne gisait plus qu'un cadavre. Le médecin prononça le nom d'Amélie.

— Elle est mal aussi, lui dit-il, il faut la déposer dans son berceau, à présent, elle ne pleurera plus. Elle obéit en silence, ferma les rideaux de M. Delaury, et revint près de son enfant, après avoir prié quelques minutes. Amélie eut une convulsion assez violente, Livia avertit le médecin, mais sans comprendre le danger. — Monsieur, lui disait-elle, ma fille ne peut pas mourir; elle est trop jeune!

Le docteur secoua la tête; elle ne s'en aperçut pas, et, poursuivant son idée, elle ajouta :

— Je suis tranquille, voyez-vous, car si Dieu avait voulu me la prendre, il m'aurait rendue malade aussi, pour que nous partissions ensemble ; mais je suis bien, très bien! ma fille ne mourra pas....—Je voudrais qu'elle me parlât, reprit-elle après un instant de silence, il y a si long-temps que je n'ai entendu sa voix.

Quand on voulut la faire changer de chambre pour rendre les derniers devoirs à M. Delaury, elle crut qu'on allait l'éloigner de sa fille, et refusa de sortir ; mais voyant qu'on enlevait le berceau, elle le suivit, et passa cette seconde nuit comme la première. Vers le matin, le sommeil s'empara d'elle, et quand elle se réveilla, Livia se trouva seule. La porte de l'autre pièce était entr'ouverte, le médecin disait que la petite malade était sans ressource ; elle s'élança éperdue, et resta muette de désespoir en voyant son Amélie déjà couverte des ombres de la mort.....

— Monsieur, s'écria-t-elle, rendez-moi ma fille, il l'a bénie ; il m'a pardonné, pourquoi serais-je si cruellement punie!

— Je le voudrais, dit-il avec tristesse, mais je vous le répète, madame, cette enfant est perdue, et les yeux pleins de larmes, le docteur s'éloigna pour porter ailleurs des soins qui déjà étaient inutiles dans cette maison de deuil.

Plusieurs heures s'écoulèrent sans amener de changement, Livia se trouvait seule le lendemain; la garde, fatiguée, avait été prendre du repos. La jeune femme s'inclina vers le berceau de sa fille, passa ses lèvres sur ses lèvres brûlantes..... — N'est-ce pas que tu souffres moins, lui disait-elle, que tu peux encore me regarder?... Et la malheureuse Livia semblait vouloir la réchauffer de son souffle, la ranimer de sa vie à elle déjà si épuisée par tant d'affreuses secousses. Tout à coup, la porte de la chambre s'ouvrit, Henri, couvert de sueur et de poussière, se précipita vers Livia, à qui un cri de surprise et d'espoir venait d'échapper...

— Henri, vous la sauverez, n'est-ce pas? Vous ne souffrirez pas que le sort m'accable ainsi; tenez à présent, je n'ai plus peur, je suis tranquille, votre présence est un présage de bonheur; je ne crains plus rien.... Le médecin est parti, continua-t-elle; il a rejeté mes prières; il m'a laissée là sans prononcer un mot d'espoir, c'est un homme barbare, c'est qu'il n'est pas père, lui, voyez-vous, et quand j'ai voulu me jeter à ses genoux, le conjurer de me rendre ma fille, son regard m'a glacée; je n'ai plus osé le retenir. Mais Dieu est bon, vous êtes venu... Henri tout ira bien... C'est que j'ai déjà tant souffert. Hier, un autre lit de mort était ici, à cette place... Deux! Ah! ce serait trop; je deviendrais insensée!...

L'agitation de Livia épouvantait Henri, brisait son cœur, et quand il se pencha à son tour sur le berceau d'Amélie, des larmes brûlantes inondaient ses joues.

— Ah! voyez! voyez! s'écria-t-elle, la voilà qui me sourit à présent... Les convulsions qui agitaient les lèvres d'Amélie produisaient cette déplorable erreur.

Henri, qui avait compris la vérité, s'était placé de manière à la cacher à sa mère. Il la souleva doucement en maintenant les rideaux, l'enfant entr'ouvrit les yeux, puis les referma pour toujours: un ange avait rejoint ses sœurs...

Livia devinait aussi; elle s'avança brusquement, mit la main sur le cœur qui ne battait plus, et perdit tout-à-fait connaissance.

Quand elle revint à la vie, Livia paraissait

calme, et fit signe à Henri de s'avancer. — Je sais qu'elle est morte, lui dit-elle, mais je veux la revoir avant qu'on me l'enlève. Vous ne me refuserez pas, Henri, car je vous le répète, je le veux, et si vous m'opposiez de la résistance, vous me forceriez à user de ruse; conduisez-moi donc près d'elle. L'architecte vit bien qu'elle n'écouterait pas ses conseils; et craignant de l'irriter, il fit un signe de consentement. Livia s'appuya sur son bras, et vint s'agenouiller devant le berceau d'Amélie. Sa tête s'était inclinée sur sa poitrine; elle ne pleurait pas, mais il y avait dans cette douleur accablante, dans ce délire muet quelque chose d'effrayant.

— Combien Maurice souffrira! dit-elle enfin....

C'était la première fois qu'elle prononçait son nom dans cette horrible crise. L'architecte en tressaillit de joie, son indifférence à ce sujet lui faisait redouter un long désordre moral, d'ailleurs, sa voix brisée faisait présager des larmes.

— Chère Livia, lui dit-il, c'est aussi pour Maurice qu'il faut vous conserver; ne voulez-vous pas le revoir à présent que vous êtes libre?....

— C'est vrai, dit-elle avec un amer sourire, mes liens sont brisés à présent; la mort m'a rendue libre. Je ne suis plus ni épouse ni mère... Pourquoi ne pas me féliciter, Henri... Ne voyez-vous pas que je suis une créature privilégiée, que chaque jour qui s'écoule me jette une joie en s'enfuyant.

— Maurice vous reste, Livia, dit-il avec sévérité; elle ne parut plus l'entendre.

— Hélas! reprit-elle avec plus de douceur, elle était si belle, mon Amélie! regardez, Henri, comme elle est blanche et délicate, Livia soulevait la moire qui couvrait sa fille; elle détacha son bonnet, coupa deux boucles de ses cheveux blonds. — Celle-ci sera pour Maurice, ajouta-t-elle tristement; comme il va pleurer aussi!!... Je ne veux pas que ma fille quitte la maison que j'ai tant aimée : c'est sous le bosquet des tilleuls qu'il faut l'enterrer. Vous vous chargerez de ces détails, Henri; moi, je vais l'ensevelir : elle est si frêle, mon Amélie, des mains étrangères la briseraient... Elle la coucha sur ses genoux, puis s'oublia long-temps en contemplant le doux visage de l'enfant qui semblait endormie...— Si elle allait s'éveiller ! dit-elle...

— Livia, si Maurice était ici, il vous conjurerait de résister à cette douleur qui vous tue. Vous êtes cruelle envers ceux qui vous aiment !

Elle releva la tête avec douceur, parut craindre de l'avoir affligé, couvrit sa fille des vêtemens qu'elle avait brodés pour elle ; et la remit dans son berceau, après avoir déposé sur son front un de ces longs baisers de mère dans lequel l'âme semble s'échapper.

Henri la contraignit de se coucher ; Livia était devenue docile, et obéit à l'instant même ; puis, comme une enfant fatiguée de ses larmes, elle s'endormit profondément.

XVIII.

Henri.

Tous les désirs de madame Delaury, relativement à sa fille, furent religieusement exécutés par l'architecte. On plaça son cercueil sous le bosquet qu'elle préférait; et, comme en recommandant tous ces détails, elle paraissait avoir oublié que le Lac ne lui appartenait plus, Henri ne voulant pas le lui rappeler. D'ailleurs, elle semblait avoir abdiqué toute volonté ; on voyait qu'elle était heureuse de pouvoir s'en rapporter entièrement à l'ami que le ciel lui avait envoyé. Aussi, lorsqu'il lui parla de leur départ pour Paris, elle ne fit aucune observation. Elle allait revoir Maurice, que lui importait le temps et le lieu!... Livia était si faible encore, que Henri se décida à la faire marcher à petite journée. Les plus minutieuses précautions furent prises, pour qu'elle s'aperçût moins de la fatigue. Elle devina ses inquiétudes, et le rassura par un sourire. Tout était bien, disait-elle. Du reste, presque toujours ensevelie dans de vagues réflexions, ou occupée de regrets ineffaçables, Livia parlait peu, et ne s'animait que lorsque le nom de Maurice était prononcé par Henri. Elle avait tracé quelques lignes dans une lettre écrite par lui ; et cette lettre, envoyée à l'homme d'affaires de M. de Maussion, avait dû être jointe aux dépêches.

Ce fut à l'hôtel de W... que l'architecte installa madame Delaury ; il avait écrit pour que l'on préparât à la jeune femme un appartement commode. Lui-même se logea à un autre étage, et tous deux attendirent la réponse de Maurice qui ne pouvait tarder long-temps. Livia songeait parfois à l'impression qui avait dû naître en lui, en apprenant qu'elle était libre; elle l'estimait assez pour croire que la première sensation avait été de la douleur. Deux semaines s'écoulèrent sans qu'elle reçût un seul mot d'Allemagne; mais elle ne s'inquiétait pas encore, car Henri n'en paraissait point surpris. Quelle bonté! quelle discrétion dans les soins dont il l'accablait! Quelle délicatesse, inspirée seulement par le cœur, cet homme savait trouver pour elle! Comme il respectait ses rêveries, ses longues distractions! Comme il savait s'oublier sans cesse; vaincre les émotions qui l'agitaient, pour s'occuper d'elle, toujours d'elle! Et quand une larme de reconnaissance venait mouiller les yeux de Livia, Henri ne pouvait en jouir; car il ne la regardait jamais, et s'il la devinait attendrie, il fuyait sans l'avoir remerciée. Quand elle s'écriait en serrant ses mains: Que vous êtes bon pour moi, Henri! et qu'il la repoussait en la suppliant de se taire, il y avait, dans l'accent de l'architecte, quelque chose d'âcre et de souffrant, qui, pour tout autre que pour cette femme préoccupée d'une pensée unique, eût décelé une douleur profonde.

Les jours se passaient, et Henri commençait à ne plus comprendre le silence que gardait Maurice; mais il ne l'avouait pas, et, pour rien au monde, il n'eût parlé des vagues soupçons qui le tourmentaient malgré lui. Souvent ils le faisaient rougir, car les admettre une seule minute, lui paraissait une infamie; et lorsque Livia, qui écrivait tous les jours à V..., lui demandait si les lettres ne pouvaient être perdues, interceptées, il aimait bien mieux trouver tous ces accidens probables, que d'accuser son ami.

Un matin qu'il parcourait un journal, pendant que Livia brodait silencieuse, les yeux de l'architecte furent frappés par le nom de M. de Maussion. On annonçait son départ de Saint-Pétersbourg, où il était depuis quelques semaines, chargé, disait-on, d'une mission secrète fort importante. Il jeta un cri de joie, posa le journal sur les genoux de Livia, qui acheva le paragraphe. La feuille assurait que le comte retournait à V... Maintenant, tout était expliqué. Maurice n'avait rien reçu, ne savait rien; et Livia pleurait en songeant au chagrin qu'il ressentirait, lorsqu'il apprendrait la mort d'Amélie.

Retiré chez lui, le front de l'architecte s'était assombri tout à coup. Depuis long-temps, il s'apercevait qu'il existait entre ses opinions à lui et les nouvelles opinions adoptées par Maurice, autant et plus de différence peut-être qu'aux premiers jours de leur amitié. C'étaient d'autres nuances, d'autres faiblesses, voilà tout. Cette fois encore, une barrière d'airain les séparait. Il avait déjà réfléchi, en s'en effrayant, à cette activité ambitieuse, à cette soif de distinction qui semblaient s'être emparées de Maurice. Il s'était assis solidement sur le char qui l'entraînait à la fortune; mais les roues reposaient dans des ornières un peu boueuses. Les yeux fixés vers le but, Maurice ne s'apercevait pas des taches légères que sa course rapide laissait sur lui; Henri placé en arrière les voyait toutes, et en souffrait.

—Eh bien! pensa-t-il, l'amour l'arrêtera seul dans cette carrière où je l'ai lancé avec tant d'imprudence; il l'arrêtera avant que son esprit soit égaré, son cœur corrompu. Livia, Maurice, vous vivrez en paix, heureux l'un par l'autre, et moi je partirai, car je souffre ici. Il me faut l'Italie, mes courses aventureuses, un soleil plus chaud, plus vivifiant. A présent, tout me blesse, m'irrite ; l'harmonie est troublée, la solitude me rendra la paix et mon insouciance d'autrefois... Un triste sourire vint errer sur les lèvres de Henri ; sa tête s'inclina toute pensive.

La voix de Livia se fit entendre ; elle l'appelait pour lui proposer une promenade. L'air était encore piquant et froid, mais il lui semblait que déjà la terre devait être verte, les arbres bourgeonnés ; elle devinait les fleurs. L'architecte et sa compagne s'acheminèrent vers les Tuileries, presque désertes ce jour-là ; ils marchèrent long-temps ; puis Livia, qui se sentait fatiguée, voulut s'asseoir.

— Cher Henri, demanda-t-elle, croyez-vous que Maurice nous dira d'aller le rejoindre, ou bien viendra-t-il ici ? Je pense que ce dernier parti serait bien préférable. Il est très ennuyeux, n'est-ce pas, de vivre loin de son pays ? et je conseille à Maurice, dans ma lettre d'aujourd'hui, de donner bien vite sa démission.

— Mais il ne dépend pas de lui de la faire accepter; abandonner son poste pour venir ici, quelque chers que soient les intérêts qui l'y appellent, ne serait pas noblement agir; et je suis persuadé que votre conseil sera très mal reçu.

— Ainsi vous pensez que nous irons en Allemagne?

— J'en répondrais presque.

— Hélas! reprit-elle, en regardant un groupe de petites filles qui jouaient à quelques pas, si j'avais pu lui conduire Amélie, si caressante, si douce, j'aurais été fière, il l'eût tant aimée! Henri, je crois que Dieu a mis dans mon cœur cet éternel regret, pour que le bonheur dont je vais jouir à présent ne soit pas trop vif, trop complet; peut-être ne pourrais-je le supporter..... Tenez, reprit-elle, je parle ainsi, eh bien! je cherche à me tromper moi-même; car il y a en moi une défiance, un trouble qui m'alarment... j'ai peur de mourir avant de l'avoir vu...

— Pourquoi ces craintes? lui dit Henri,

pourquoi surtout ces retours vers le passé? Livia, méfiez-vous de cette disposition à l'inquiétude; on devient faible, timide, on n'est plus capable ni de dévouement, ni de courage...

—Que voulez-vous, dit-elle, à présent tout est présage pour moi, je vois partout des oracles..... Quand supposez-vous recevoir une lettre de Maurice?

—Peut-être mardi, répondit-il après avoir calculé.

—Huit jours! c'est bien long!

—Peut-être l'aurons-nous avant. M. de Maussion est.....

—M. de Maussion est un lâche!...

Ces mots, prononcés par une voix sonore, vibraient encore dans l'air, que déjà la main de l'architecte tombait de tout son poids sur le visage d'un homme qui les avait écoutés, appuyé contre un arbre, et qui maintenant s'avançait avec insolence.

—Bien! dit-il, nous avons un compte à régler depuis long-temps, monsieur Morin!

La foule s'assembla autour d'eux.

—Je n'aime pas les regards indiscrets, reprit-il, je me retire. D'ailleurs, cette femme va s'évanouir, si vous ne la soutenez. A demain.

Il déchira une feuille de son souvenir de poche, puis traça l'heure et le lieu du rendez-vous.

Henri passa le bras de sa tremblante compagne sous le sien, et l'entraîna pour la dérober, ainsi que lui, à l'examen des désœuvrés que cette affaire venait d'attirer.

Arrivée dans sa chambre, Livia trouva la faculté de s'exprimer, la frayeur l'avait suspendue.

— Henri! mon cher Henri! s'écria-t-elle, vous n'irez pas, vous ne comptez pas aller à ce rendez-vous, vous mépriserez, j'espère, l'insulte de cet homme grossier qui ne connaît pas Maurice, et que l'ivresse a seule pu faire parler ainsi. Oh! non, vous n'irez pas!

— Ce que vous me demandez est impossible, chère Livia; l'insulte a été publique, ainsi que la punition; cette affaire ne peut finir ainsi. Peut-être que l'ennemi de Maurice n'est pas aussi obscur que vous le supposez. Rappelez-vous ce que je vous disais de la haine excitée contre lui dans un pays où tant de gens l'ont connu. Le personnage qui vient de vous bouleverser ainsi, se fait appeler Bénard; j'ai des raisons pour croire que ce nom n'est pas le sien. Si vous l'aviez mieux regardé, vous auriez vu qu'il était déguisé avec beaucoup d'art, mais pas assez pour ne pas faire soupçonner du mystère. Livia, la politique n'est point étrangère à cette haine provocante, et moi, je suis engagé d'honneur avec ma conscience pour repousser toute accusation qui flétrirait Maurice; et puis, chère Livia, tous les duels ne sont pas mortels.

— Ecoutez-moi, Henri; je ne veux pas vous détourner de remplir un devoir; moi aussi, je suis courageuse, et je voudrais me venger du mal fait à Maurice; mais l'insulte de ce misérable ne peut lui nuire en rien, et voyez-vous, mon bon Henri, vous ne pouvez pas vous battre à présent. Dites-lui d'attendre, de patienter, ce n'est pas être lâche, cela. Vous raconterez que vous êtes mon seul protecteur, mon seul appui à présent; que, si vous étiez tué, je serais seule, et que je mourrais de chagrin. Alors, on comprendra que vous ne pouvez pas vous battre.

Livia était éloquente, exaltée, ses yeux étincelaient ; c'était la femme avec ses divines faiblesses, ses crédulités enfantines, toujours persuadée que ses souffrances font naître une sympathie, ses larmes d'irrésistibles émotions.

— Bonne Livia ! calmez-vous, de grâce ! Pourquoi prévoir une si triste issue à cette rencontre ? Ah ! je voudrais de toute mon âme vous épargner ces cruelles angoisses ; mais, je ne le puis ; non, en vérité, je ne le puis.

— Eh bien ! Henri, puisque cela est ainsi, je veux vous suivre, assister à ce duel. Patiente, résignée, j'en attendrai le dénoûment. Ici, voyez-vous, Henri, l'inquiétude me dévorerait ; je ne verrais plus que des images de mort.... Oh ! vous y consentez, n'est-ce pas ? Vous n'aurez pas la barbarie de rejeter ma prière...

Et Livia l'étreignait avec des convulsions de larmes.

— Laissez-moi, madame, laissez-moi, s'écria-t-il hors de lui ; ne me montrez pas cette tendresse, elle me fait mal. Je souffre : ne voyez-vous pas que vous bouleversez aussi ma raison à moi ? Vous faites-vous un jeu de mes tortures? ou êtes-vous en effet devenue folle, au point de ne plus rien comprendre?...

Puis il ferma les yeux pour garder sa colère, pour ne pas la voir aussi belle et suppliante.

Certes, Livia ne le comprit point; car ses regards restèrent animés, mais pleins de douceur et de caresses: elle voulait l'attendrir.

— Ah! ne craignez rien, Henri, je serai docile, calme. Quand je verrai les armes, je ne pâlirai pas, je ne jetterai pas un cri... et, voyez-vous, j'y suis décidée; je ne vous quitterai pas.

Henri vit bien que ses observations étaient inutiles, que ses refus ne seraient comptés pour rien; il se résigna.

— Je ferai tout ce que vous voudrez; mais il faut que vous soyez raisonnable, que vous preniez du repos. Je veux que tous deux nous nous efforcions d'oublier aujourd'hui comment demain doit commencer. D'ailleurs, à présent, je suis sûr que votre présence me portera bonheur, et je vais gaiement aller faire mes préparatifs.

D'abord, convenons de nos conditions: vous resterez dans la voiture, à vingt pas au moins, et les stores seront baissés. Consentez-vous?

— Oui, je vous accorde ces deux points.

— Et vous n'aurez plus ces mouvemens nerveux, qui crispent vos doigts; vous serez tranquille comme vous l'avez promis?

Elle lui tendit la main, et lui dit avec un ravissant sourire :

— Que vous êtes bon pour moi, Henri! Ah! que Maurice doit vous aimer!

Henri monta dans sa chambre; il se mit à régler ses comptes, écrivit à M. de Maussion, sortit de son bureau une traite sur son banquier, qu'il lui avait remise en partant, dans le cas où Livia eût consenti à la fuite. Henri voulait que la jeune femme ne pût être embarrassée, quelque chose qui arrivât; et il savait très bien que l'argent était le plus sûr moyen d'aplanir les difficultés qu'il redoutait pour elle.

— Tenez, Livia, dit-il en revenant, voilà mon portrait; il était destiné à Maurice, qui me le demandait depuis long-temps. Chargez-vous-en, vous le lui remettrez vous-même; il sera mieux dans une de vos boîtes à bijoux, que jeté pêle-mêle avec des crayons et des cravates. Elle le prit en rougissant : tous deux baissèrent les yeux ; ils avaient eu la même pensée.

Combien Livia souffrit pendant les premières heures de cette nuit sans sommeil ! Que d'images fantastiques et lugubres vinrent tourmenter son imagination ! Henri n'était pas calme non plus ; il ne pouvait débarrasser son esprit des craintes qui l'assiégeaient ; il était convaincu que ce duel lui serait fatal.

Le jour commençait à poindre, quand ils prirent ensemble la route du bois de Boulogne. Henri croyait avoir devancé l'heure ; mais son adversaire était déjà sur le terrain. Après une courte consultation, il fut décidé qu'on se battrait au pistolet.

—Monsieur Morin, dit l'homme qu'on appelait Bénard, nous tirerons ensemble, si vous voulez.

Henri accepta ; les témoins s'avancèrent ; il jeta sur la voiture un coup d'œil inquiet, et alla dire, à voix basse, quelques mots au cocher qui fit un signe de consentement ; puis il revint pour faire charger les pistolets.

Livia regardait tous ces affreux détails avec un sang-froid qui tenait du désespoir. Par moment, sa tête était en proie à une sorte de vertige ; ses yeux restaient secs, son agitation concentrée ; elle ne respirait pas...

Le signal fut donné : les deux coups partirent. Un cri se fit entendre, un cri comme les femmes seules savent en jeter, et pourtant ce n'était pas Livia...

Elle venait de s'élancer, prompte comme la pensée, et recevait dans ses bras Henri blessé à mort ; la balle avait traversé la poitrine ; il chancelait... Livia se sentait fléchir sous son sanglant fardeau ; elle tomba à genoux, joignit ses mains ; ses lèvres s'agitèrent, mais ne purent articuler une seule parole... Quelques mots sortirent de la bouche du mourant ; elle les recueillit avec avidité.

— Je t'aimais trop, Livia, lui dit-il, j'expie ce tort envers Maurice, en mourant pour lui... Adieu, donnez-moi tous deux un regret, car vous m'avez bien fait souffrir... Partez, Livia, hâtez-vous...

Les yeux de Livia s'obscurcirent ; elle ne vit pas qu'à quelques pas d'elle, la mort était encore une fois victorieuse. Elle n'avait point entendu accourir un homme, dont un manteau cachait le vêtement de prêtre, qui était tombé à genoux comme elle, en s'écriant d'une voix brisée : — Ma sœur ! ma pauvre Geneviève !... Elle n'aperçut pas davantage un pur et beau visage de femme qu'altéraient les convulsions de l'agonie. Des cheveux noirs et lisses, déjà souillés de sang, et que ne cachaient plus de fausses boucles blondes. Des sons indistincts, des voix confuses arrivèrent seulement jusqu'à elle.

Quand Livia se réveilla de ce sommeil de plomb, son corps était meurtri, ses membres brisés. Elle était sur son lit, dans cette chambre qu'elle avait quittée le matin, appuyée sur le bras de l'architecte. Des hommes de justice vinrent l'interroger sur son nom, sur celui du mort; elle répondit, guidée par cet instinct machinal qui reste quelquefois aux malheureux frappés tout à coup d'imbécilité et de folie...

Cet état de torpeur dura plusieurs heures, puis ses idées se débrouillèrent, la mémoire lui revint; elle demanda où était Henri. On lui dit qu'il avait été transporté au-dessus d'elle, et qu'on se disposait à l'enterrer. Elle se leva et voulut monter; elle était étrangère, inconnue; personne ne s'opposa à ce projet. Quand elle pénétra dans la chambre de Henri, deux hommes en sortaient; ils venaient de mettre les scellés partout. L'architecte s'était trompé dans ses calculs : la loi était plus puissante que lui, et aucun des inconvéniens qu'il avait voulu épargner à la jeune femme ne devait être évité.

En regardant ce visage éclairé par la lumière scintillante des cierges, Livia eut un instant d'illusion. Il y avait tant de calme et de bonté sur ce front chargé de cheveux noirs! il semblait encore si brillant d'intelligence, qu'elle ne put croire à l'absence de la vie. Une main retombait pourtant, pâle, inanimée; elle y posa la sienne, et tressaillit en la trouvant froide.

— Déjà!... déjà! s'écria-t-elle; puis le regard de Livia s'éleva vers le ciel. Je suis donc abandonnée maintenant! je n'ai donc plus d'ami, plus rien! oh! c'est affreux!..... Mon Dieu! mon Dieu, reprit-elle avec désespoir, appelez-moi donc vers vous. Ne voyez-vous pas que si vous m'accablez ainsi, je vais renier votre existence; que moi aussi je crierai tout haut : il n'y a point de Dieu, puisqu'une pauvre femme peut souffrir ainsi !... Oui, pour ne pas jeter vers le ciel un cri de haine et de malédiction, il me faut à présent la mort ou l'incrédulité.

Elle restait à genoux, les bras croisés sur sa poitrine. Toutes les douleurs de son enfance lui apparaissaient; elle comptait, une à une, toutes les larmes qu'elle avait versées, toutes les illusions qui s'étaient évanouies devant elle. Cette évocation du passé l'absorbait entièrement.

— J'ai porté malheur à tous ceux qui m'ont aimée, pensait-elle... M. Delaury, ma fille, Henri maintenant... et Maurice! Maurice!...

Ce nom avait frappé sur une corde profonde et sensible : d'abondantes larmes se firent passage. Quand Livia retourna chez elle, elle était plus calme, et trouva la force d'écrire en Allemagne.

XIX.

Résolution désespérée.

Ah! que cette solitude qui résulte de la mort est horrible pour la faible imagination d'une femme! Quelles terreurs ne viennent pas l'assaillir lorsque l'espérance est détruite, lorsque le mot jamais, cette effrayante idée de l'irrévocable, s'est attachée à son esprit! Toute énergie s'était éteinte dans l'âme de

Livia ; chaque battement de son cœur semblait donner une activité nouvelle à la douleur qui la dévorait ; des spasmes nerveux agitaient ses lèvres, les noms de Henri et d'Amélie s'en échappaient avec une expression d'angoisse qui semblait menacer sa raison. Cette horrible tourmente dura plusieurs jours.

Une semaine entière s'était écoulée, Livia, insoucieuse, ignorante de toutes les choses matérielles de la vie, n'avait pas prévu, un seul instant, que ses ressources s'épuiseraient ; elle s'était informée de l'heure de chaque distribution de lettres, et son impatience qui, pour elle, doublait le temps, prenait parfois un caractère de folie. Un jour que tous ses nerfs ébranlés par une anxiété si longue l'avaient forcée d'appuyer sur ses coussins sa pauvre tête malade, elle entendit frapper à la porte, et vit paraître, après son invitation d'entrer, une femme mise d'une manière recherchée, élégante ; mais dont le visage, souriant et obséquieux, lui inspira une sorte de méfiance.

C'était la maîtresse de l'hôtel, Livia ne la connaissait point.

— Je suis venue, dit-elle, m'informer s'il ne manquait rien à madame.

Livia la regarda ; cet excès de politesse l'étonnait un peu ; elle répondit qu'elle n'avait besoin de personne.

— Madame, compte-t-elle rester long-temps à Paris ?

— Je l'ignore, dit Livia d'une voix altérée.

Il y avait dans son regard une douleur si profonde, dans son accent une telle misère morale, que la gracieuse hôtesse comprit, d'un seul coup d'œil, que le malheur était là. Elle pensa aussi que la femme qui lui parlait avait des habitudes de luxe, et que peut-être elle n'avait pu trouver en elle le courage d'y renoncer ; elle en conclut que le plus grand service à lui rendre était de l'éclairer sur le danger de contracter des obligations trop difficiles à remplir, et cette sensibilité de raisonnement, la seule que connaissent certaines âmes, lui fit rompre le silence.

— Je suis venue aussi, dit-elle, pour faire observer à madame que l'appartement loué pour elle... par son.... par son ami, continua-t-elle en hésitant, est de 20 francs par jour, et d'ordinaire nous en exigeons le paiement chaque semaine, quand les personnes qui l'habitent ne nous sont pas connues.

Livia rougit beaucoup; elle se leva, et dit avec dignité :

— Madame voudra bien m'envoyer son mémoire, je l'attends.

L'hôtesse se retira : — Pauvre petite femme, pensait-elle, cet homme aurait vraiment bien dû lui assurer quelque chose avant de mourir, peut-être était-elle sa maîtresse depuis bien des années. Je l'ai affligée; mais il fallait pourtant qu'elle payât.

Restée seule, après avoir acquitté son mémoire, Livia eut un instant de désespoir horrible; elle venait de s'apercevoir qu'une pièce d'or unique restait au fond de sa bourse; alors elle eut peur de l'abandon, de la misère, de la faim même, car sa tête s'égarait tout-à-fait.

— Seule! seule! mon Dieu! s'écriait-elle; un doute, un doute affreux s'élevait dans son esprit; si Maurice n'écrivait pas. Tout à coup une résolution positive ranima ses facultés. Elle s'élança du lit de repos où la faiblesse l'avait forcée de se recoucher ; elle ne la sentait plus à présent ; elle s'habilla à la hâte, et en détachant sa robe, le portrait du malheureux Henri manqua de tomber ; elle le prit, le couvrit de baisers et de larmes.

— Oh! toi qui m'as tant aimée! dit-elle ; toi, dont l'âme noble et bonne repoussait jusqu'au soupçon du mal, toi, dont la vie a été un long sacrifice, et la mort l'acte d'une générosité sans bornes, Henri, veille sur moi, sois mon protecteur invisible ; elle le pressa sur son cœur avec un mouvement passionné ; ses yeux brillaient de confiance. Elle réunit ses effets, prépara ses malles, essaya de refermer ses caisses ; mais hélas! maladroite, inexpérimentée à de pareils travaux, elle blessait ses doigts, déchirait ses vêtemens, et ne terminait rien. Le découragement arriva de nouveau.

— Malheureuse! malheureuse! s'écria-t-elle, qu'est-ce donc que cette misérable organisation de femme, qui rend l'énergie impossible, l'indépendance un rêve, et semble créer sous nos pas des obstacles contre lesquels notre force physique et morale vient se briser tour à tour?.... Livia s'assit épuisée ; elle eût voulu mourir. Elle se ranima vers le soir, descendit, honteuse et tremblante, chez le portier, à qui elle demanda un commissionnaire. Un homme parut bientôt; en quelques minutes, il termina ce travail qui avait mouillé de sueur le front pâle de la pauvre Livia; elle fut près de l'admirer.

— Où madame veut-elle aller? demanda-t-il, lorsqu'ils furent ensemble hors de l'hôtel.

— Je n'en sais rien, non, je n'en sais rien, répéta-t-elle en continuant de marcher dans la rue Saint-Honoré, qu'elle venait de prendre au hasard.

Il la regarda d'un air étonné, et continua à la suivre sans oser l'interroger de nouveau. Bientôt les forces factices que l'agitation lui avait données s'épuisèrent complétement; elle fut obligée de s'arrêter, le commissionnaire aussi déposa ses crochets; il examinait à la dérobée les grosses larmes qui coulaient sur les joues de Livia. La pluie commençait à tomber, le pavé était glissant; elle tremblait et n'osait faire un pas de plus.

— Nous ne pouvons pas rester ici, madame,

dit enfin le commissionnaire, indiquez-moi où nous allons.

— Oh! mais je n'en sais rien, répéta-t-elle en joignant ses mains avec désespoir.

— Je vois ce que c'est, vous voudriez un hôtel tranquille et à bon marché n'est-ce pas?

Elle fit un signe de tête.

— C'est bien, suivez-moi, ma jeune dame. Antoine Pichard est un brave garçon, à qui vous pourrez vous fier sans crainte.

Livia le remercia par un sourire; ses forces se ranimèrent; elle marcha presque calme sous la protection de cet obscur inconnu qui la guidait.

Oh! c'est quelque chose, croyez-le, que la protection d'un homme! qui vous encourage et vous console, qui vous dit: appuyez-vous sur moi, qui suis fort, pauvre créature faible et débile, venez, je vous aiderai.... Il ne faut rien de plus pour traverser la vie.

Antoine Pichard conduisit Livia dans un petit hôtel du faubourg Saint-Germain. A sa recommandation, une chambre bien modeste lui fut accordée, les malles montées par le commissionnaire furent encore ouvertes par lui, puis il la quitta en lui demandant 10 sous pour sa course. Antoine avait aussi sa sensibilité.

Le lendemain, les bijoux de Livia, vendus à vil prix, lui procurèrent pourtant plus d'argent qu'elle ne l'avait espéré; et deux jours après, elle roulait sur la route de Strasbourg.

Livia ne s'arrêta à V...... que le temps nécessaire pour changer de voiture; il lui semblait qu'un moment, un seul moment de retard lui deviendrait funeste.

— A l'hôtel du comte de Bamberg, dit-elle au cocher qui, la portière ouverte, attendait ses ordres en silence.

Son cœur bondissait, mais ce n'était plus cette joie incisive et pénétrante que la certitude de le revoir excitait autrefois en elle. L'hôtel du comte de Bamberg était éclairé comme pour une fête; une grande quantité d'équipages encombraient la cour, la modeste voiture de place eut bien de la peine à se frayer un passage. Livia descendit, traversa le vestibule, et sa toilette de voyageuse excita partout l'étonnement. Le laquais, à qui elle demanda M. le comte de Maussion, ne parut pas l'avoir entendue.

Elle répéta sa question, et il lui dit avec ironie :

— Madame ne vient donc pas pour le bal ?

Des larmes de fatigue et de chagrin roulaient dans les yeux de Livia ; pour les cacher, elle baissa son voile.

— Pouvez-vous m'indiquer l'appartement du comte ? dit-elle.

Il y a quelque chose dans le malheur vrai qui touche les êtres les plus grossiers en apparence. Le domestique se découvrit, et marcha devant elle. Il lui fit traverser plusieurs passages, monter un escalier difficile et sombre ; puis, après avoir ouvert une porte, il la laissa en lui disant qu'elle était arrivée.

Livia jeta autour d'elle un regard timide : la pièce où on venait de l'introduire en la priant d'attendre, était un petit salon fort élégant, mais encombré de meubles disparates. Elle devina qu'il se ressentait du désordre d'une fête, et qu'on avait placé là, au hasard, toutes les choses inutiles ou embarrassantes. Les objéts tourbillonnaient autour d'elle ; la fatigue du voyage produisait dans son cerveau une sorte d'hallucination ; elle craignit de tomber, voulut s'asseoir; mais pas un siége ne se trouvait libre. Cette solitude répandait peu à peu dans son esprit une sinistre impression, dont elle n'avait plus la force de se défendre.

Enfin elle aperçut, à moitié cachée par les rideaux d'une fenêtre, une pile de coussins sur lesquels elle alla se placer; puis elle ôta son chapeau qui la gênait, et un vague instinct de coquetterie lui fit lisser ses cheveux qui encadraient mal des traits altérés par l'insomnie; elle s'attendait, à chaque minute, à voir paraître Maurice, car elle ne doutait pas que le domestique ne lui eût annoncé sa présence. Une vive et délicieuse musique de bal arrivait jusqu'à Livia; elle saisissait le bruit cadencé des pas qui glissaient sur le parquet; elle entendait tout le bourdonnement de la foule.

— Il faut pourtant que je le voie, disait-elle; je ne puis rester ici sans recevoir un mot d'encouragement ou de pitié.

Les lèvres de Livia étaient sèches et brûlantes; elle avait soif, car la fièvre la dévorait. Irritée de cet isolement qui se prolongeait outre mesure, elle se leva, tira vivement le cordon d'une sonnette, et laissa échapper une exclamation de joie en voyant entrer Vincent.

— Vous ici, madame! grand Dieu! et malade, sans doute?

— Oh! non, répondit-elle, je vais mieux à présent; mais, je vous en supplie, courez avertir votre maître; dites-lui que je l'attends.

Le domestique confident restait debout devant elle : il y avait dans son silence de la douleur et de l'embarras. Livia ne s'en aperçut pas, et, lorsqu'il s'éloigna, elle répétait encore : — Allez vite, je veux le voir de suite.

Pour Maurice, le bal avait perdu son brillant prestige : le bruit des voix, la variété des parures, l'air tiède et parfumé par toutes ces haleines de femmes, n'agissaient plus sur lui que juste assez pour donner à ses paroles calculées avec prudence, un air d'émotion qui ôtait toute envie de se mettre en garde. Depuis la lettre de Livia, la vie de Maurice était amère et sombre; il avait appris ce qu'elle devait toujours ignorer, et partout deux noms auxquels s'attachaient les remords, retentissaient mystérieusement à son oreille, Geneviève, Henri morts, morts l'un par l'autre et pour lui.... Seul avec ses pensées, combien de fois, repassant les tumultueuses sensations de sa jeunesse, n'avait-il pas frémi en songeant aux horribles catastrophes qu'un mauvais début avait entraînées à sa suite !

Quand Vincent pénétra dans ce bal, ordonné à la française, une contre-danse finissait; Maurice tenait encore la main de madame de S.... Il parlait avec feu en la reconduisant à son siége, et l'expression du visage de celle qui l'écoutait annonçait un commencement de conviction. Madame de S... était toute-puissante près du prince de M....., de qui dépendait la solution d'une affaire entamée depuis long-temps, et contre laquelle était venu échouer plus d'un grave génie diplomatique. Encore un instant de cette causerie où le sérieux se cache sous la négligence, l'adresse sous la frivolité, et le succès était certain. Mais Vincent s'avança et dit, d'une voix un peu altérée :

— Quelqu'un veut parler de suite à monsieur le comte.

Il fit de la main un léger signe, pour dire qu'il avait entendu.

— La personne qui attend, désirerait voir monsieur à l'instant même.

Cette fois, il échappa au jeune diplomate un geste d'impatience bien marqué.

— Dites que j'irai !

Il se retourna vers sa belle danseuse, avec un charmant sourire qui devait être une excuse ; mais madame de S.... ne le reçut pas. Un jeune homme s'était placé près d'elle : il avait fallu partager son attention. Maurice comprit que le moment avait perdu de son opportunité ; et, furieux contre son valet de chambre, il se leva à l'instant même.

— Où me demande-t-on ? se disait-il en marchant au hasard, et ne devinant pas dans quel salon il était attendu.

Mais Vincent, que Livia renvoyait une seconde fois, le conduisit jusqu'à la porte de son appartement, sans avoir osé prononcer le nom de madame Delaury.

XX.

Un Diplomate.

Elle épiait son arrivée, et retrouva des forces pour s'élancer au-devant de lui. — Maurice ! mon bien-aimé Maurice ! s'écria-t-elle.

Il faut le dire à la louange de M. de Maussion que de graves intérêts préoccupaient alors, ce premier instant fut tout au bonheur de la revoir ; ses regards cherchèrent celui qui devait la lui ramener, puis il pâlit, ses bras s'ouvrirent; et, dominé par la même pensée, tous deux fondirent en larmes; le nom de Henri s'échappa de leurs lèvres.

— Seule ! seule, Maurice, dit-elle avec désespoir. Ah! cela est affreux, n'est-ce pas?...

Maurice la pressa sur son cœur avec une tendresse qui dut la rassurer. Mais cet attendrissement se dissipa, la réflexion revint bien vite; ses bras, qui l'enlaçaient avec amour, retombèrent glacés.

—Seule! en effet, Livia, dit-il tristement: quelle folie!...

Et c'était encore une âme jeune et chaleureuse que celle du nouveau diplomate! Car, encore quelques années, et ces mots qui arrivaient après la première impression passée, eussent été prononcés d'abord. Il eût fallu les brûlantes caresses de Livia pour ranimer en lui quelques étincelles de passion! Il restait à Maurice une certaine carrière d'amour à parcourir........

— Ecoute, ami, dit-elle en appuyant sur l'épaule de Maurice sa pauvre tête fatiguée... je vais te dire ses dernières paroles, je les entends toujours: — Partez, Livia, hâtez-vous...

On eût dit qu'il redoutait encore qu'une nouvelle barrière vînt s'élever entre nous. Ah! ne me gronde pas de l'avoir craint à mon tour... J'ai bien souffert, vois-tu, pendant ce long voyage; mais je suis surtout fatiguée de mes larmes... Je te revois, Maurice, et demain cette accablante tristesse disparaîtra... Je te parlerai d'elle, de mon Amélie, ange céleste qui prie pour nous... Je te dirai le pardon de celui que nous avions offensé. A présent, vois-tu, Maurice, mes souvenirs sont pleins de morts; dès que je veux penser, j'évoque quelque lugubre image... Mais je serai mieux, bien mieux, quand tu m'auras souri, caressée. Ah! ne crains rien, je t'en conjure!

Pauvre femme! qui imaginait que la crainte de la voir tomber malade avait arraché l'exclamation de Maurice.

— Tu le sais, reprit-elle avec plus de confiance, Henri avait regardé comme impossible que je restasse loin de toi, même lorsqu'il était là pour me garantir et me protéger. Mais quand son dernier soupir s'est exhalé sur mon sein, quand j'ai jeté les yeux autour de moi sans rencontrer un regard ami, j'ai eu peur des maux qui me menaçaient; et puis, je voulais me débarraser de vagues soupçons d'abandon et d'oubli qui me tourmentaient malgré moi. Nous avions attendu si long-temps cette lettre qui devait m'appeler, et qui n'arrivait point...

— Et cependant, Livia, je vous ai écrit dès que je l'ai pu. Je vous disais d'attendre, d'espérer mon retour; je vous montrais l'impossibilité de vous recevoir ici, où je me dois au monde... Mais, malheureux, désespéré, en apprenant cette horrible mort, j'ai compris votre isolement; et, décidé à obtenir un congé, ou à faire accepter ma démission, je fis partir Vincent, et lui donnai l'ordre de vous installer dans une maison de campagne, à quelques lieues de Paris. A l'hôtel de W..., dont vous étiez partie, vous n'aviez point laissé votre adresse, Livia, qui donc avait pu vous déterminer à cette étrange fuite?

— C'est que j'étais trop pauvre pour rester, dit-elle avec un sourire caressant, où se mêlait un peu d'orgueil d'avoir tant souffert pour lui.

Maurice baisa ses cheveux avec passion : cette profonde tendresse l'enivrait malgré lui.

— Mais, dit-il, pourquoi n'avoir pas été chez mon banquier? vous le connaissiez, et je l'avais autorisé à payer à Henri ou à vous toutes les sommes dont vous pourriez avoir besoin. O Livia, que d'inquiétudes ont agité mon esprit. Va, crois-le, tu n'as pas pleuré seule !...

Elle jeta ses deux bras autour de son cou. — Ah ! merci, Maurice, dit-elle, tu viens de débarrasser mon cœur d'un poids qui l'oppressait cruellement ! J'avais peur de te trouver coupable. Oh ! merci, merci mille fois encore... C'est ma faute, ma faute à moi toute seule, si j'ai souffert, ainsi gronde-moi, mon bien-aimé Maurice, je sens que je le mérite pour t'avoir soupçonné.

Elle le contemplait avec ivresse : sa fille, Henri, tout était oublié, son front rayonnait de bonheur... Combien elle l'aimait dans ce moment ! Penchée vers lui, toute palpitante, elle attendait un mot d'amour.

Maurice ne le prononça pas : cette délirante tendresse l'effrayait à présent.

— Livia, vous ne pouvez pourtant rester ici. Où irez-vous ? que dira le monde ?....

Mon Dieu ! comment éviter le ridicule, le scandale ?...

— Le monde ! le scandale ! mais vous savez bien que je suis libre ; libre, entendez-vous ce mot ? Entre nous point d'obstacle, plus rien à craindre, car j'ai son pardon, et je puis être, dès que tu le voudras, ta femme, ta Livia chérie.

Il jeta sur elle un douloureux regard. Cette confiance torturait son cœur, il tremblait et n'osait répondre ; les yeux de Livia s'attachèrent sur lui, les siens se baissèrent.

Elle l'avait compris... Il y eut entre eux un silence solennel, comme celui qui règne dans la chambre d'un mourant... D'abord, la pâleur de l'agonie couvrit le visage de Livia, tous ses traits, et surtout ses lèvres se contractèrent d'une manière effrayante ; et cette convulsion de désespoir ressemblait encore à un sourire, car chez elle la lutte était longue, toutes ses facultés aimantes accueillaient le doute, quand son esprit et sa raison étaient convaincus depuis long-temps.

Maurice avait croisé les bras sur sa poitrine, ils semblaient vouloir comprimer les battemens de son cœur, qui bondissait tout haut. La lumière de la lampe qui se projetait sur sa tête, y répandait des tons bizarres et fantastiques; les cheveux qui ornaient son front, quelques instans auparavant, étaient rejetés en arrière; ils venaient de se parsemer de légères nuances de neige; car Maurice aussi souffrait d'horribles tortures.

Des pensées de vengeance, de mépris; de désespoir et d'amour s'agitèrent au fond de l'âme de Livia; puis un cri s'en échappa, un cri sublime de résignation et de tendresse; ses yeux brillèrent, les muscles de son visage se détendirent, ses mains s'élevèrent vers lui; elle le regarda avec une intraduisible expression de ravissement et de douleur; puis elle dit :

— Je ne suis plus mère, tant mieux! car, à présent, Maurice, toujours ta maîtresse! toujours! répéta-t-elle...

Maurice leva les yeux vers la jeune femme, elle était céleste de dévouement.

Il l'entoura de ses bras, chercha ses lèvres, et lui arracha un dernier cri mêlé de douleur et de volupté....

— Oh ! dit-elle en portant la main à son front, j'ai cru mourir !...

Maurice voulut parler, parler raison, sans doute, car il était presque calme à présent.

— Ah ! tais-toi !... tais-toi, dit-elle avec force, je ne veux rien entendre, rien que tes baisers... Vois-tu, Maurice, c'est moi qui refuse d'être ta femme; oui, c'est moi, parce que je suis raisonnable, parce que j'ai de l'orgueil pour toi, que je sais ta place marquée trop haut pour que j'y atteigne... Ah ! j'ai tout compris, je sais la vie maintenant ! Oui, si je marchais à tes côtés dans cette route brillante que tu vas parcourir, je t'arrêterais sans cesse. Ah ! malheur ! malheur à moi, si j'étais un obstacle à ta fortune ; non, je te regarderai de loin, je te suivrai par la pensée, ma voix t'encouragera..... Je serai heureuse, bien heureuse encore, car tu m'aimeras !... Ne parlons plus de mes rêveries : j'étais une ambitieuse, une folle ; mais je suis guérie, souris-moi, regarde-moi, dis-moi donc que tu m'aimes !!...

Le cœur de Maurice se brisa de nouveau : cette voix fascinatrice et passionnée réveillait toute l'exaltation de sa jeunesse, au dévouement près.

— Ma bien-aimée ! ma généreuse Livia, s'écria-t-il... Puis un torrent de paroles incohérentes, mais tendres et bonnes, se précipita de ses lèvres.

— Je vivrai pour vous seul, Maurice, reprit-elle; mais près de vous, toujours près de vous, jusqu'à ce que la mort me réunisse à ceux que nous pleurerons ensemble; retirée, cachée à tous les yeux, j'attendrai le soir qui vous ramènera vers moi... Je serai prudente, silencieuse, toute la vie, comme pendant ce duel affreux. — Ah ! ne craignez rien, personne ne soupçonnera ma présence... au moins je n'aurai plus peur de l'isolement... Vous ne savez pas, Maurice, ce que peut souffrir une pauvre femme, quand elle est seule au monde : j'ai senti ce tourment, moi, et j'en suis encore effrayée... Non, je ne vous quitterai plus...

— Il le faut cependant, Livia, car votre présence ici serait infailliblement découverte. Nous devons nous séparer, mon amie, aujourd'hui, à l'instant même.

— Ne me montrez pas cette nécessité qui

peut-être n'existe que dans votre esprit, Maurice, je la trouverais par trop cruelle !

— Ecoutez, Livia, dit Maurice d'un ton froid et résolu, j'ai besoin de votre courage, et vous me montrez de la faiblesse; vous parlez de dévouement, et des frayeurs puériles vous arrêtent.

— Où voulez-vous m'envoyer ? dit-elle avec désespoir, ne savez-vous pas que je n'ai que vous pour protecteur et pour appui ? Maurice, me chasserez-vous comme une misérable créature qu'on méprise, ou comme une ennemie qu'on redoute ?... Ah ! grâce ! grâce ! ne me condamnez pas à la douleur de vous croire dur et sans âme.

Maurice gardait le silence, son front soucieux ne s'éclaircit pas.

— Maurice, s'écria Livia, ne me rejette pas seule dans ce monde qui m'effraie.... Par pitié pour moi, ne me renvoie pas, je t'en conjure !... Elle était à ses pieds suppliante, éperdue.

— Livia, ma douce Livia, laisse-moi partir, je t'en conjure à mon tour, ou plutôt consens à t'éloigner. Ne comprends-tu pas que mon cœur se brise en te quittant, qu'il faut une impossibilité réelle pour que je me résigne à te perdre encore une fois? Vincent t'accompagnera; tu as confiance en lui, n'est-ce pas ?...

Elle se releva pâle, égarée. — Vous m'avez trompée, oui, vous m'avez trompée, dit-elle, je crains tout à présent.... et je ne quitterai point cette chambre, vous m'en arracherez par la force.

La mesure rapide d'une galopade se fit entendre; Maurice la dansait avec madame de S..... Ce moment devait décider de toute sa fortune; car du succès de la négociation commencée, dépendait son avenir d'ambition.

— Malédiction sur moi! s'écria-t-il en frappant son front avec fureur.... Livia tenait un de ses bras; ses doigts, agités par un tremblement nerveux, s'étaient cramponnés à ses vêtemens. La tête de Maurice se perdait : incapable de comprendre à quel point il était barbare, il saisit la main de Livia, la serra fortement; puis, par un mouvement brusque et rapide, il parvint à se dégager de cette étreinte convulsive. Les yeux de la malheureuse Livia s'égarèrent, ses jambes fléchirent; et, lancée par la force de son bras, elle alla tomber sur le parquet.

Maurice se précipita près d'elle; il la crut morte, et ses remords la vengèrent.... Penché vers elle, il attacha long-temps sur son visage un regard stupide et morne; sa main chercha la place où le cœur devait battre. Il l'appela, couvrit ses cheveux humides de sang, de baisers frénétiques : le désespoir l'avait rendu furieux... Une heure, une longue heure d'angoisse s'écoula de la sorte. Maurice n'osait appeler, et Vincent ne paraissait pas.

Quand Livia revint à la vie, le désordre de Maurice, l'altération de son visage, lui prouva ce qu'il souffrait; elle essaya de sourire pour le rassurer; car son amour était déjà une sensation distincte avant que la connaissance et la mémoire lui fussent complétement revenues; elle les retrouva lentement, et dit, d'une voix pleine de douceur et de caresses :

— Maurice, je veux être transportée de suite hors de cette maison, où je vous compromettrais peut-être !...

— Ah ! non, dit-il, tu ne me quitteras

point... Elle serra sa main. — Je le désire beaucoup, reprit-elle.

Vincent rentra, Maurice lui parla bas quelques instans, et revint près de Livia, qui répéta sa demande.

— Alors je te suivrai, Livia.

Une voiture commode et douce la transporta dans le meilleur hôtel de V.... Un lit fut préparé à la hâte, on l'y déposa; puis, Maurice s'assit à son chevet, garda sa main, qui, de temps en temps, répondait, par une légère pression, à ses regards de tendresse. Enfin ses yeux se fermèrent, elle s'endormit après lui avoir envoyé un nouveau pardon dans un sourire.

M. de Maussion s'éloigna. La fête du comte de Bamberg ne devait pas être finie, il fallait bien qu'il y reparût un instant.

XXI.

Trente Ans.

Quand Livia entr'ouvrit ses rideaux, ses yeux se reposèrent sur un aimable et doux visage de femme. Une voix pleine de bienveillance lui demanda ce qu'elle désirait. Livia ne répondit point : l'accent de sa garde venait de lui rappeler cette autre Allemande, si bonne pour elle dans cette fatale journée de La Rochefoucauld. A cette époque aussi, c'était pour

Maurice qu'elle souffrait ; mais quelle différence ! bon Dieu ! Livia se recueillit, essaya de se rappeler tout ce qui venait de se passer pendant cette nuit de malheurs et d'humiliation, et dès qu'elle se sentit un peu de forces, elle se leva, et écrivait à Maurice, lorsque lui-même parut. Il vint se placer à genoux devant son lit de repos. Livia était trop faible pour parler ; mais elle lui tendit une main qu'il porta à ses lèvres, et qu'une larme vint mouiller.

— Ah ! j'ai été barbare hier, dit-il avec amertume, et j'ai mérité ta haine !

Elle cacha sa tête dans son sein, et pleura quelques instans en silence ; mais il était là, une longue douleur était impossible.

— Dois-je partir aujourd'hui ? demanda-t-elle.

— Oh ! non, répondit-il vivement, reste encore quelques jours, attends que ta santé soit rétablie, et moi, Livia, je promets de te joindre avant que le mois se soit écoulé. Tu crois encore à mes promesses, n'est-ce pas, mon amie ?

— Toujours ! toujours ! dit-elle. Livia fut

heureuse pendant ces trois jours où Maurice ne la quitta pas ; car, pour une femme crédule et tendre, le bonheur est si près des larmes.

Lorsqu'elle se mit en route, elle était bien faible encore, et M. de Maussion la recommanda plus d'une fois à Vincent qui la suivait. Installée dans la maison qu'on avait louée pour elle, Livia s'y habitua vite ; car Maurice devait venir l'embellir par sa présence. Décidée à vaincre pour lui plaire l'abattement qui, parfois, s'emparait d'elle, elle trouva la force de s'occuper de minutieux détails qui parvinrent à la distraire.

Maurice avait promis d'écrire avec exactitude ; mais l'époque désignée pour recevoir la lettre qui devait fixer l'instant de son arrivée, se passa sans rien apporter. Livia l'excusa, et pleura sans amertume ; le lendemain devait la consoler. Ce lendemain, sur lequel elle comptait avec tant d'assurance, vit recommencer son supplice. Dans le cœur d'une femme, la confiance peut renaître ; mais jamais complète : tout sert à la tromper, cependant, tant qu'elle désire l'être, car ses facultés deviennent complices de sa faiblesse; son jugement, si sûr d'habitude, s'égare dès qu'il s'agit d'elle et de son amour.

Enfin, Livia accablée par l'oubli qu'elle redoutait, resta plusieurs jours mourante et sans énergie, puis elle repoussa le soupçon et accueillit d'autres craintes. Maurice ne pouvait-il pas être malade, incapable d'écrire? Cette idée était moins cruelle que l'abandon; elle se maintint quelque temps dans son esprit, et elle réfléchit qu'un mot envoyé à Vincent par une tierce personne, un mot insignifiant en apparence, eût suffi pour la rassurer. Elle l'accusa d'égoïsme, de froideur; son caractère s'aigrit. Elle écrivit à Maurice, cette lettre que dictèrent tour à tour la douleur et l'ironie.

« Il y a déjà dix jours que je suis ici. Vous « aviez promis de l'exactitude, et je n'ai rien « reçu de vous. Sans doute, vous ne l'avez pu. « Des occupations, des affaires vous en ont « empêché?... Oui, des affaires, cela est dans « l'ordre, Maurice, et peut-être je devrais « vous pardonner de vous en occuper avant « tout. Ainsi, quand chaque heure est un sup- « plice, chaque pensée une intolérable tor-

« ture, vous n'avez rien à me donner, rien,
« pas une marque de souvenir.... Maurice,
« rien n'est donc changé dans votre vie? Se-
« rait-il vrai? en vous jouant de la mienne,
« n'avez-vous fait qu'user de votre droit
« d'homme? le monde ne vous demandera-
« t-il point compte de mon existence ainsi
« troublée?

« Quand je me retrace le passé, j'ai peur de
« mes souvenirs; je crains de n'avoir jamais
« été aimée : il me semble que votre passion
« était factice, votre enthousiasme calculé....
« Peut-être étais-je pour votre cœur, ce qu'est
« une flamme vivifiante aux membres engour-
« dis d'un malade; elle le réchauffe, son sang
« circule mieux, il croit que cette chaleur
« vient de lui; il jouit avec orgueil des facultés
« qu'elle développe; mais bientôt la flamme
« s'éteint, et il s'étonne d'avoir été sous l'em-
« pire d'une énergie passagère. »

Hélas! combien Livia se repentit de sa précipitation, quand Vincent vint lui apporter un énorme paquet, retenu sur mer par un de ces accidens qu'elle n'avait pas prévu. Que la lettre de Maurice qu'en tout autre temps elle eût trouvée froide et raisonneuse, lui sembla bonne et consolante! Mon Dieu! qu'il faut peu d'adresse à un homme pour abuser la faible créature qui s'est reconnue esclave par son dévouement et son amour! Distribuer à volonté la douleur ou la joie, plonger cette femme qui épie ses regards pour deviner sa pensée, dans un abîme de désespoir, ou dans l'extase d'une volupté délirante, exercer en despote cette puissance qu'il tient du ciel ou de l'enfer, doit être un jeu sublime, et voir sa victime palpitante à ses pieds, lui entendre crier grâce! doit lui faire croire pour lui à une origine plus noble, plus élevée, et le rendre fou de plaisir et d'orgueil.

M. de Maussion tint sa promesse : le mois de mars commençait à peine, lorsqu'il quitta l'Allemagne; il habita son hôtel, l'un des plus beaux de la capitale; mais chaque soir le ramenait à Ville-Blanche. Près de Livia il y avait toujours pour lui un charme de causerie, un doux échange de pensées qui le délassait de ses fatigues parlementaires. Le printemps recommençait, et ramenait entre eux de ravissantes scènes d'amour. Au milieu d'un paysage enchanteur, du calme profond d'une nature élégante et variée, Maurice venait retremper son âme à ces élans de sensibilité qui naissent dans la solitude. Cédant, sans le vouloir, sans le savoir peut-être, à ce positif de la vie dont il était forcé de s'occuper toute la journée, il éprouvait encore pour elle un sentiment de préférence. Mais, pour dérober quelques instans aux affaires qui le réclamaient, pour résister à ses propres réflexions qui lui montraient l'amour comme un obstacle dangereux, il lui fallait plus de courage et de persévérance, que la femme absorbée par sa tendresse ne le comprendra jamais. Vivre sans passion, lui semblait à elle, pauvre créature sans importance sociale, le comble de l'infortune.

Maurice avait moins de vingt-sept ans, quand il s'était attaché à Livia. A cet âge, l'imagination a encore un peu d'élasticité, le cœur une partie de l'abandon, de l'insoucieuse confiance de la jeunesse. Mais trente ans arrivent, et font disparaître jusqu'au dernier vestige d'enthousiasme et d'exaltation. Cette époque avait sonné pour Maurice, et sur lui surtout elle opérait une métamorphose complète.

Pour un homme du monde après tout, peut-être n'y a-t-il qu'une seule passion possible, l'ambition. Les autres, et surtout l'amour, sont des feux-follets qui brillent, et finissent par s'éteindre dans cè gouffre sans fond qu'on appelle convenances sociales. Enfin l'ambition est la seule de toutes les jouissances qui ait de l'avenir. Lorsque les infirmités de l'âge arrêtent le rôle actif qu'il jouait si habilement, l'ambitieux n'a-t-il pas ses neveux, son fils, qu'il guide de son expérience. Pour eux, il a résumé ses moyens de succès, il les déploie en professeur habile; pas une nuance ne lui est échappée : tout un passé de ruses et d'intrigues est gravé dans son esprit. Allez donc demander à ce vieillard, dont la tête blanchie et chauve s'agite en parlant d'honneur et de fortune, un seul souvenir d'amour! Il a tout oublié; un nom à peine est resté dans sa mémoire, et, s'il le prononce, il rougit presque en avouant à ceux qui l'écoutent que lui aussi a eu son temps de folie et d'illusion.

Les années produisaient aussi sur Livia un

changement inévitable : sa sensibilité était toujours aussi vive, mais plus contenue. Devant Maurice, elle savait renfermer ces mouvemens d'impétueuse tendresse qui l'effrayaient, depuis qu'il avait cessé de les comprendre. Mais parfois son cœur se révoltait de cette dissimulation, et des larmes venaient ternir ses yeux qui s'entouraient d'un cercle noir, et répandre une teinte pâle sur des lèvres qu'elle forçait à sourire quand Maurice paraissait. Seule, réduite à vivre de souvenirs que le présent n'alimentait plus, l'inépuisable chaleur de son âme finit par retourner sur elle-même, et menacer de consumer rapidement les belles années de jeunesse qui lui restaient encore.

Une maladie assez violente qui, pendant quelques jours, donna des inquiétudes sérieuses, laissa, en cessant de présenter du danger, une convalescence lente et pénible. Pour une heure de félicité qui n'était plus sans mélange, Livia passait de longues heures de solitude et d'isolement. Alors, les noms de Henri, celui de sa fille venaient errer sur ses lèvres; elle les pleurait, et peut-être que, heureuse et satisfaite de son sort, Livia les eût depuis long-temps oubliés. Un jour qu'elle était plus sombre que d'habitude, elle vint s'asseoir à une fenêtre d'où l'on découvrait la route de Paris et celle de Sceaux. La matinée s'y passa, presque tout entière, dans de vagues et tristes réflexions. Elle allait rentrer, lorsqu'elle aperçut un équipage qui se dirigeait vers l'avenue de Ville-Blanche. Livia reconnut madame de Flise, et, quelques instans après, elle la vit entrer dans son salon.

— Vous êtes surprise de ma visite, n'est-ce pas, ma chère Livia?

— Oh! oui, dit-elle, mais toujours heureuse de la recevoir.

Elles s'étaient assises : toutes deux s'examinaient en silence. Des traces de vieillesse et de chagrin se montraient déjà sur le visage de madame de Flise; elle aussi paraissait triste et fatiguée.

— J'ai quitté Naples depuis quinze jours, dit-elle; la santé de l'une de mes filles m'avait forcée de passer l'hiver en Italie. En rentrant en France, lorsque j'ai su que vous étiez libre, j'ai voulu vous voir; car je pouvais à présent montrer tout l'intérêt que m'inspirait l'imprudent amour que vous cachiez si peu. Aidée par mes relations, j'ai interrogé sur l'homme à qui vous avez consacré votre vie ; on me l'a dit occupé d'affaires et d'intrigues politiques, et je crains bien qu'il n'ait plus dans son cœur de quoi vous payer de vos sacrifices.

— Je vais vous paraître encore imprudente et folle comme autrefois, répondit Livia, et cependant j'ai beaucoup réfléchi sur le sujet que vous voulez traiter. Je sais bien que M. de Maussion n'a plus pour moi cet amour passionné qui faisait de ma vie une délicieuse ivresse ; mais je suis pourtant encore une de ses affections. J'ai compris qu'il arrivait une époque où les sentimens se déplacent, et j'ai cessé de me révolter contre une inévitable destinée. Si Maurice m'avait chassée de son souvenir, j'aurais le droit de me plaindre ; mais lorsqu'il m'assure de n'aimer personne mieux que moi, lorsqu'à cette tendresse qu'il conserve, est rattachée toute mon existence, n'y aurait-il pas de la cruauté à faire naître un doute qui m'apporterait le désespoir ?

Livia s'arrêta, elle commençait à s'embarrasser elle-même de ces émotions violentes; et reprit avec plus de calme.

— Vous le voyez, madame, je suis devenue raisonnable.

Puis elle ajouta :

— N'avez-vous pas remarqué dans vos promenades que, lorsqu'on se trouve entouré d'un horizon immense, nos rêveries s'égarent aussi dans l'immensité, laissant bien loin derrière elles les pâles félicités de l'existence réelle? C'est aussi ce qui arrive aux imaginations exaltées : quand elles entrevoient un long avenir, leurs désirs n'ont plus de bornes; elles se jettent dans l'infini, et se créent des jouissances si vives, que rien ne peut valoir leurs brillantes illusions. Mais lorsque l'avenir se resserre, on devient moins ambitieux, plus sage, moins avide de bonheur surtout. Voilà ce que j'éprouve, madame : je suis malade, plus malade qu'on ne le croit peut-être, et l'avenir pour moi, c'est demain.... Maurice m'aime aujourd'hui; pourquoi donc m'affliger par une inutile prévoyance? ne sais-je pas que je le verrai ce soir?

Madame de Flise n'insista pas; elle se retira

après avoir donné à Livia des conseils impossibles à suivre, et cette visite, que la curiosité avait déterminée, n'amena aucun résultat.

Dans la matinée du lendemain, Livia voulut faire une promenade au bois. Maurice l'avait quittée la veille avec une froideur apparente, dont le souvenir la tourmentait malgré elle. En traversant une des petites allées du bois de Boulogne, sa voiture heurta un délicieux phaéton qui croisait aussi pour chercher l'ombre. Livia leva les yeux, et son cœur se serra en apercevant Maurice : une jeune femme, qu'elle ne connaissait point, était assise à ses côtés, et lui souriait avec une grâce coquette, en se penchant vers lui, comme pour lui montrer de la confiance. Un homme les accompagnait à cheval : Livia reconnut Anatole de Roquevaire... Personne ne la remarqua. Maurice ne la devina point, et quand, quelques heures après, il revint à Ville-Blanche, Livia n'osa le questionner de peur de trop apprendre.

Quelques jours après, il lui proposa de lire à ses côtés, comme il le faisait jadis, une brochure dont il avait entendu faire l'éloge. Livia accepta avec un sourire de reconnaissance ; il allait commencer, lorsqu'un domestique entra et lui remit une lettre.

Livia pâlit ; elle posa sa main sur celle de Maurice, et dit d'une voix qu'elle essayait de rendre calme, mais dans laquelle se lisait pourtant une émotion profonde :

— Maurice, vous le savez, je crois aux pressentimens : je suis sûre que cette lettre est de la jolie femme que vous promeniez l'autre jour au bois de Boulogne.

— De la comtesse Mathilde ? s'écria-t-il vivement.

— Je ne savais pas son nom, Maurice ; mais j'ai envié les soins que vous lui prodiguiez.

Il la regarda : une larme roulait dans ses yeux. Cette douleur muette et résignée l'affecta vivement, et il dit avec tendresse :

— Je crois que vous avez raison, Livia ; cette lettre doit être de madame de Berney. J'ignore ce qu'elle me mande, mais je ne veux pas vous affliger ; je vous ai déjà tant fait de mal !

Il jeta le papier dans le feu, avec une générosité qui la toucha profondément. Sans doute elle eût été heureuse, si, après ce sacrifice, le front de Maurice n'était resté sombre et mécontent.

Bon Dieu! qu'elle était insensée la jalousie de Livia! comme si Maurice avait pu retrouver pour une autre qu'elle cette force de pensée, cette sensibilité créatrice et profonde qui rend l'amour le dieu de la jeunesse. Pauvre femme! qui s'imaginait follement qu'un cœur d'homme était une mine si riche, si inépuisable, que ses trésors devaient suffire à toute une vie de passion et de tendresse; que, pour une autre qu'elle, il retrouverait encore des illusions, de l'enthousiasme, comme si les illusions et l'enthousiasme d'un homme ne finissent pas toujours avec cet âge où toutes les sensations sont vivaces, instantanées, où le sang coule rapide, où la volonté ne connaît pas d'obstacles.

Quelques-uns, après cette époque, essaient peut-être de recommencer l'amour, mais ce n'est plus qu'une pâle copie d'un beau tableau plein de chaleur et de génie, le retentissement d'un son que l'écho renvoie, un souvenir du ciel gâté pour la vie, un songe effacé que la mémoire se retrace mal, et que l'esprit, sous de matérielles influences, recompose au réveil, mais sans poésie, sans grâce, sans vérité surtout.

XXII.

Retour au Lac.

Un jour que Livia succombait à la continuité de la fièvre qui la dévorait, elle eut bien de la peine à se lever pour recevoir Maurice qui arrivait précisément à une heure inaccoutumée. Livia, comme toutes les femmes maladives et impressionnables, s'animait toujours dans la causerie, et les traces de souffrances disparaissaient si facilement en elle, qu'on se sentait souvent prêt à douter de leur réalité. Ainsi prise dans un moment où elle était calme encore, Maurice fut frappé de son altération, et s'inquiéta sérieusement de la lenteur d'une convalescence dont il avait désappris à suivre les progrès.

— Chère Livia, dit-il en s'asseyant à ses côtés, il serait peut-être prudent, dans l'état où vous êtes, de vous rapprocher de Paris... Les soins de la médecine vous seraient donnés avec plus d'exactitude, vous seriez moins isolée; je vous verrais plus longuement.

Le tendre cœur de Livia s'émut de cette nouvelle preuve d'affection. — Oh! oui, dit-elle, je voudrais partir d'ici, l'air y est lourd, il m'étouffe!

— On m'a parlé, reprit Maurice, d'une très jolie maison à vendre dans les environs du Luxembourg, et dont la vue est délicieuse, voulez-vous que je l'achète?

— Non, non, répondit-elle vivement; mais j'irai la voir, on pourrait la louer peut-être?

— Livia, vous avez un motif pour vous exprimer ainsi, car je me rappelle qu'autrefois vous me disiez : il y a dans le sentiment de la propriété quelque chose qui rassure, les objets qui sont à nous prennent un autre aspect, on les aime mieux... Tu vois que je m'en souviens?

Elle rougit excessivement, et détourna la tête.

— Livia, j'en suis sûr à présent, tu as une pensée que tu veux me cacher.

Elle sourit, et lui montra de la main un journal déposé sur la cheminée ; puis elle lui fit signe de le parcourir.

— Le Lac est à vendre! s'écria-t-il; va, je comprends, ma pauvre amie.

Elle se jeta dans ses bras.... — O ma fille! dit-elle en fondant en larmes...

Les yeux de Maurice étaient humides aussi, mais il comprima cet attendrissement, et dit avec un peu d'humeur :

— Livia, pourquoi ce désespoir aujourd'hui ?

Elle ne répondit pas, mais ses yeux se fixèrent sur un calendrier de bronze placé devant elle. C'était le jour de la naissance d'Amélie.

Sa dureté lui fit mal à lui-même ; il prit ses mains, pencha sa tête sur ses genoux : — Ma Livia, pardonne-moi, dit-il...

Elle le regarda avec amour. — Je te verrai souvent, tous les jours, comme autrefois, n'est-ce pas, Maurice ? Il te sera si facile d'habiter La Chaise la moitié de l'année...

—Sans doute, répondit-il en hésitant ; mais ne crains-tu pas, Livia, de trop souffrir en retrouvant des objets si chers, des lieux où tu as éprouvé tant d'angoisses ?

—Oh ! non, Maurice, si là se retrouvent encore tes regards de tendresse, si ta voix m'encourage à vivre, je vivrai, mais près de la tombe de ma fille ; il me semble que sa présence me protégera ; tu l'aimais tant, Maurice ! Ah ! rappelle-toi ses yeux qui ressemblaient aux tiens, son sourire d'ange, nous ne la verrons plus ! et Henri, grand Dieu !... Ah ! non, non, je ne puis être heureuse à présent, car la mort ne rend rien !

Livia passa une journée affreuse.

Elle eut pourtant un instant de joie assez vive quand l'acte qui la rendait encore une fois propriétaire du Lac lui fut remis par

Maurice ; l'été finissait, elle avait besoin de changer d'air, il l'engagea à partir de suite.

— Mais ne m'accompagnerez-vous pas ? dit-elle d'une voix timide.

— Je ne puis, Livia, il faut que je reste à Paris, de graves intérêts s'y agitent pour moi; ma présence y est indispensable; mais je te rejoindrai.

— Rien de malheureux ne se prépare, j'espère? dit-elle en l'interrogeant du regard; elle venait de découvrir sous ce calme factice une préoccupation qui la troublait.

— Je n'ai rien à redouter, dit-il en essayant de sourire ; quand vous êtes raisonnable, Livia, je ne m'inquiète jamais sérieusement : puis il se leva, regarda la pendule qui marquait huit heures. — Il faut partir, ajouta-t-il d'une voix altérée. Livia, je vais donner l'ordre de tout préparer pour que vous puissiez quitter Ville-Blanche demain matin.

Elle était debout devant lui, il entoura sa taille de ses bras, et baisa ses cheveux avec vivacité. Ma pauvre Livia! dit-il.

Ce cri s'était élancé du cœur.

— Ah! que tu es bon, dit-elle d'un air caressant; mais ne t'en va donc pas encore.

— Enfant! quelle folie de demander toujours l'impossible!... Adieu...

— Adieu! répéta-t-elle; mais elle courut encore à lui, s'attacha à son cou, et chancela presque sous son dernier baiser.

La veille du jour où Maurice était attendu au Lac, Livia venait de se coucher lorsqu'elle entendit les portes extérieures s'ouvrir, se refermer; puis sa femme de chambre parut.

— Madame, dit-elle, un coureur demande M. de Maussion.

— Il n'arrive que demain, répondit-elle; mais faites-le entrer, je veux lui parler moi-même.

— Qui donc vous envoie? dit Livia au courrier qui paraissait à moitié mort de fatigue.

— Madame la comtesse de Bernay, madame; elle n'a pas voulu écrire par la poste, afin d'avoir la réponse plus vite. J'ai creyé deux chevaux, et je crains bien de ne pas toucher l'argent qu'on m'a promis, ou il faut que je me remette en route à la minute. Madame la comtesse et son père venaient de s'apercevoir qu'un papier indispensable manquait dans ceux remis par M. de Maussion ; et, comme la cérémonie est fixée à minuit, je n'ai pas un instant à perdre.

Livia comprit mal, un vertige s'empara de son cerveau. — Repartez, dit-elle au domestique, M. de Maussion doit être ici dans une heure. Laissez-moi vos papiers, ils seront remis ; tout ira bien. Allez, vous dis-je; et, sans penser à l'inconséquence de son action, elle arracha la lettre des mains du domestique, qui l'examinait en silence, puis elle courut s'enfermer chez elle. Là, le cachet fut brisé, car Livia était folle ; et, quand elle lut haut, les sons rauques et saccadés de sa voix eurent d'abord quelque chose d'effrayant, tout était cahos dans sa tête, mais le calme y revint ; elle se prit à sourire, le billet suivant qu'elle recommença deux fois lui semblait tout-à-fait inintelligible dans sa conclusion, et les premières lignes avaient débarrassé son âme du poids horrible qui l'oppressait.

. . . .

« Il nous manque un acte, mon cher Mau-

« rice, ou du moins le titre de l'une de mes « propriétés d'Allemagne. Le père de madame « de Bernay veut la plus minutieuse exacti- « tude, et votre œuvre reste incomplète, si « vous ne trouvez pas le moyen d'y suppléer. « Mathilde réclame votre complaisance, et moi « j'y compte, comme une chose à laquelle « vous m'avez habitué. Enfin, grâce à vous, ce « mariage si difficile, si long-temps retardé va « donc se faire; je n'ose y croire encore. Hâ- « tez-vous, je vous en conjure.

« Je vous renvoie votre lettre, Mathilde « assure qu'un jour vous seriez sérieusement « fâché de savoir cette preuve de faiblesse « même dans des mains amies. J'avoue que vos « scrupules me sembleraient amusans, s'ils « ne devaient exercer sur votre vie une in- « fluence que je redoute.

« Encore un mot, Maurice : voulez-vous « que, dans quelque temps, madame de Ro- « quevaire voie madame Delaury? Mathilde a « beaucoup de sensibilité et de finesse, peut- « être parviendrait-elle à la persuader, alors « vous vous trouveriez libre, sans avoir des « scènes à supporter. Je conçois qu'elles sont

« pénibles et fatigantes; la pitié parle encore, « quand l'amour se tait depuis long-temps. »

Livia ouvrit lentement l'autre papier, ses mains tremblaient un peu; mais elle espérait encore.

« Oui, vous avez raison, mon cher Anatole, « madame Delaury doit comprendre à présent « qu'entre nous les illusions sont désormais « impossibles; mais égoïste plutôt que tendre, « elle fait mille efforts pour retenir cet amour « que chaque jour épuise, et qui, dans son « âme comme dans la mienne, ne se soutient « plus qu'à force d'art et d'adresse. Il y a des « instans où le regret de perdre ainsi ma vie, « de ne pouvoir choisir une position avouée, « honorable, telle que l'impose le monde où je « vis, me donne contre elle une irritabilité « qu'elle a devinée peut-être; mais qu'elle est « je crois, bien décidée à ne pas entendre. « Oui, je vous l'avoue, Anatole, l'avenir m'ef- « fraie, et je maudis le passé. Quelquefois je « vais jusqu'à douter de sa réalité. Est-il pos- « sible, en effet, que la présence de cette « femme ait jamais excité en moi ces mouve-

« mens tumultueux, désordonnés dont je rou-
« gis presque, lorsque ma mémoire se les re-
« trace! Il me semble que je me suis chargé de
« la responsabilité pesante d'une faute qu'un
« autre a commise dans sa jeunesse; près de
« cette Livia, dont les regards me cherchent
« encore, dont la bouche balbutie, par habi-
« tude, des mots d'amour que son cœur ne
« dicte plus. Je me surprends sous l'empire de
« sensations haineuses, antipathiques. Là,
« toujours à mes côtés, je la vois, elle m'obsède
« dans l'avenir. Je n'ose y rattacher mes es-
« pérances; cette fatale nécessité me glace,
« détruit mon énergie. Je me sens prêt à re-
« noncer à toutes mes chances d'avancement
« et de fortune. Parfois aussi il m'arrive de
« me prendre en pitié, moi et l'humanité tout
« entière; car cette passion sans avenir devait
« pourtant entraîner après elle d'irréparables
« malheurs.... Tous ces gracieux mensonges
« du cœur ne sont donc que des nuages dont
« l'intelligence s'enveloppe au début de la vie,
« et que la réalité disperse dès qu'il faut lutter
« contre elle. Cependant, croyez-le, Anatole,
« la douceur de Livia m'intéresse et me tou-

« che en songeant à ce qu'elle a souffert pour « moi. Il me semble que le supplice qu'elle « m'impose n'est pas encore une expiation « suffisante. J'ai peur que chez elle ce désan- « chantement ne soit pas complet, et je n'ose « porter la lumière dans son âme, de peur « qu'elle n'en soit éblouie. Enfin, je le sens, « je suis trop faible pour lui proposer une « rupture inévitable, et je la quitte chaque « soir, attendri, irrésolu, mais toujours mé- « content et malheureux. »

« Si Henri avait vécu, tout se serait arrangé ; « je l'aurais remise en ses mains, elle l'aimait « il l'eût consolée peut-être. »

Cette dernière phrase arracha à la malheureuse Livia un cri d'indignation et de colère ; jusque-là elle avait eu une seule pensée : courrir aux pieds de Maurice, l'attendrir de ses larmes, ramener dans son âme cet amour qui la faisait vivre depuis trois ans, ou expirer devant lui.... A présent, elle concevait qu'elle était seule chargée de veiller sur elle, de se protéger désormais, son courage grandit; sa personne et son caractère reprirent de l'importance à ses yeux. Elle redevint le centre de ses sensations; le malheur et l'oubli lui révélèrent enfin le secret de l'égoïsme; sa résolution était arrêtée, elle écrivit à Maurice.

« Je sais tout pour la seconde fois, le suicide m'est apparu; mais j'ai lutté contre lui; car si vous osez aujourd'hui considérer ma vie comme un hochet qu'il vous était permis de briser sans remords, plus tard, lorsque l'isolement vous aurait livré sans défense aux vagues torrens de la vieillesse, mon souvenir vous eût fait peur. Ne vaut-il pas mieux que je vive et souffre pour épargner à votre vie le repentir et la souffrance?

« Maurice, ne calomniez plus votre cœur en cessant de croire au passé; je vous rends l'avenir, soyez heureux. »

En écrivant ce billet une sueur glacée inondait le front de Livia, ses dents claquaient, son cœur ne battait point, elle eut peur de mourir, ne venait-elle pas de s'engager à vivre. Elle se leva en chancelant, sonna sa femme de chambre et demanda, pour le lendemain, des chevaux de poste et une voiture; elle voulait partir, quitter la France, ne la revoir jamais.

— Vous suiverai-je, madame? demanda la jeune fille d'une voix timide.

—Non, dit-elle, j'irai seule: vous, vous resterez ici, vous soignerez le tombeau de ma fille. Cette maison appartient à M. de Maussion; il y consentira sans doute... Ne pleurez pas, ajouta-t-elle : tenez, moi je souffre, mais je n'ai plus de larmes.

—Ah! madame, je vous en conjure, permettez que je vous soigne, cette nuit encore vous paraissiez si mal!

Livia ne semblait pas l'avoir entendue, son esprit était dans une sorte de délire; ses idées se heurtaient; elle prit le billet qu'elle venait d'écrire, le cacheta, après avoir refermé celui de Maurice, et le remit à sa femme de chambre.

— Prenez ceci, dit-elle; c'est à dix heures que doit arriver M. de Maussion : vous lui direz que je ne suis plus au Lac : cette lettre expliquera tout. D'ailleurs, peut-être ne vous demandera-t-il pas où je suis allée; il ne veut pas le savoir.... Avez-vous compris?

— Oui, madame.

— Encore un mot : priez-le de visiter le

tombeau d'Amélie, il l'aimait; mais il l'a oubliée aussi; son cœur est devenu sec à présent, puis elle se tut et resta ensevelie dans une rêverie profonde.

Quand les premiers rayons du jour pénétrèrent dans sa chambre, Livia sembla se réveiller d'un sommeil de mort, elle se leva, la pâleur de son visage avait quelque chose d'étrange, de saisissant pour ceux qui la regardaient. On eût dit, que, pour quitter cette frêle enveloppe, l'âme n'attendait plus qu'un signal. Mais elle était calme, il semblait que pour elle aussi toutes les facultés d'émotion étaient épuisées. Le bruit des domestiques qui allaient et venaient, en préparant son départ, la fit plusieurs fois tressaillir. Elle alla vers une fenêtre qui ouvrait sur le jardin; l'air était pur et frais, il y avait de la vie dans la nature pour tous les êtres, excepté pour Livia. Elle passa dans le cabinet de M. Delaury : un livre était sur le bureau; elle le baisa avec une religieuse douleur, puis revint dans sa chambre, où Julie l'attendait.

— Je vais au bosquet des tilleuls, dit-elle : donnez l'ordre d'atteler, je reviendrai. Ses jambes fléchissaient. Julie demanda la permission de l'y conduire, elle refusa avec fermeté.

Une demi-heure s'était écoulée, Livia ne paraissait point, la voiture attendait; mais la jeune fille qui craignait de lui déplaire, n'osait l'aller chercher. Tout à coup une autre voiture pénétra dans la cour, Maurice en descendit et la femme de chambre présenta la lettre dont on l'avait chargée. Maurice la lut d'un seul regard : puis, tous ces apprêts de voyage le frappèrent.

— Où donc est-elle? dit-il d'une voix à peine intelligible.

— Au bosquet des tilleuls, répondit Julie.

Il s'élança dans le jardin, et franchit rapidement la grande allée du parc. Il y avait des instans où les battemens précipités de son cœur le forçaient de suspendre sa course. Quelquefois ses pieds touchaient à peine la terre, il semblait voler : et pourtant le but s'éloignait davantage, il s'arrêta, et crut s'être trompé de route. Enfin il aperçut de loin une forme bien connue, une robe blanche qu'agitait le vent frais du matin; deux minutes plus tard, il était à genoux.

— Pardonne, pardonne, Livia, car je ne t'ai pas trompée... crois-moi, l'inconstance n'est pas notre ouvrage; et vouloir l'arrêter dans son cours serait folie !

Elle leva la tête, fixa sur lui ses yeux bleus pleins d'égarement et de douleur.

— Vois-tu, Maurice, Henri et Amélie m'appellent tous deux.....

Le portrait du premier était suspendu à son cou ; ses mains, qu'une convulsion d'agonie tenaient fermées, en avaient presque brisé le cercle.

— Livia ! répéta-t-il, consens à vivre, accepte la seule tendresse que je puisse te donner à présent : une amitié de frère.

La tête de Livia s'affaissa doucement, il la vit chanceler, se précipita pour la soutenir; mais il ne reçut qu'un cadavre.

FIN.

TABLE.

Chapitre	I.	Geneviève.	3
—	II.	Un Noble en 1830.	21
—	III.	Le Déjeuner d'Hommes.	37
—	IV.	Bonhomie.	55
—	V.	L'Opinion politique d'une Femme.	73
—	VI.	Le Choix d'un Parti.	97
—	VII.	Une Soirée militaire.	115
—	VIII.	Un Caractère mobile.	141
—	IX.	Un Cauchemar.	159
—	X.	Un Délire.	171
—	XI.	Égoïsme.	197
—	XII.	La Suite d'un Système.	219
—	XIII.	Les Dépêches.	235
—	XIV.	L'Inévitable.	255
—	XV.	Arrestation.	271
—	XVI.	Le Vivier.	283
—	XVII.	Drame à Huis-Clos.	301
—	XVIII.	Henri.	321
—	XIX.	Résolution désespérée.	339
—	XX.	Un Diplomate.	353
—	XXI.	Trente Ans.	367
—	XXII.	Retour au Lac.	383

FIN DE LA TABLE.

www.ingramcontent.com/pod-product-compliance
Ingram Content Group UK Ltd.
Pitfield, Milton Keynes, MK11 3LW, UK
UKHW012005240726
13965UKWH00001B/177

9 782012 963160